ねこ背が治って心も体も強くなる!

小池義孝

三笠書房

はじめに

知った瞬間、全身が改善されていく本書の秘密

この本は、読むだけで、「ねこ背」が治る本です。

快適な楽しい毎日を送るために知っておきたい、さまざまな「人体の真実」が、つまった本書。これを読んでいただければ、面倒なトレーニングや、矯正グッズに頼らなくても、「スッキリとしたよい姿勢」に、自然と変わります。

さらには、**〝ストレスに強い心〟**をつくることもできます。**弱った身体がよみがえる**うえ、**ちょっとした肩こりや腰痛も自力で治せる**ようになります。

はじめまして。私は東京都内で治療院を運営する小池義孝と申します。

西洋医学では治療法が確立されていない、「ねこ背」「肩こり」「腰痛」のほか、「うつ」といった心の不調、そして病気とは診断されないけれど、なんとなく調子が悪いという、いわゆる「未病」治療の専門家です。

今、私の治療院には、何軒もの病院を巡り巡ったけれども、なかなかよくならないといった症状を抱えた方々が、毎日のようにいらしています。

長い期間悩まれていた方も、私の話を聞かれ、不調の「本当の原因」を理解されると、わずか数分後には、すっかり症状が改善しています。

「信じられないほど変わった！」「身体が軽くなった！」と飛び上がって驚く姿や、嬉しさでキラキラ輝く患者さんの笑顔を見るにつけ、私の理論は間違っていなかったと確信しています。

この「人体の真実」を知ることで一人でも多くの人に健康になっていただきたい！　全身に力がみなぎる快感を味わっていただきたい！　そう願って、私は、本書の執筆を決意しました。

◆なぜ、背中に定規を入れても治らない？

そもそも私は、ねこ背を治す方法を探していたのではなく、世の中の人々を健康にしたくて、「よい」といわれるさまざまな健康法を勉強していたのです。

ところが……！

あらゆる知識と理論を学び、実際に自分の身体で試していくうちに、そのデタラメさに気づくことが、多々出てきたのです。

学べば学ぶほど、試せば試すほど、これはおかしい！と思えるものが出てきたのです。そして、ねこ背の本当の原因も発見するにいたりました。

実は、私は、ねこ背でした。母に毎日のように注意され、小学校では背中に定規を入れられましたが、まるで治らなかったのです。

そんな私自身の身体に、この自分が導き出した理論を試してみたところ、信じがたいほど簡単に、面白いほどあっけなく、ガンコなねこ背が治ってしまったのです。

その後、この理論をお教えした患者さんたちも、次々と姿勢がピンとまっすぐ美しく変わりました。しかも、眼精疲労や肩こり、倦怠感《けんたい》など、さまざまな不調が改善するというオマケつきです。

「正しい姿勢」というキモの部分がバシッと整ったため、芋づる式に、全身の悩みが改善していったのです。

つらいトレーニングなど一つもせずに。しかも、お金も、時間もかけずに！

世にあふれるさまざまな健康法を次から次へと必死に追いかけても、いまだに真の健康を手に入れられていない人が大勢います。

「健康でよりよい人生を送りたい」と努力しているにもかかわらず、未病が増え、老化が加速している感すらあるのは、なぜなのか？

その答えは、「本当の原因」「正しい知識」を知らないからです。

◆恋愛、仕事、運勢にも影響を与える

しなやかに伸びた背筋や軽やかな動きは、見た目年齢を20歳は左右します。清々《すがすが》しく元気いっぱいに見え、黙っていても好感度がアップして人気が高まります。服も魅力的に着こなせますし、モテ度もぜんぜん違ってきます。

さらに、自信があり、きちんと仕事ができる知的な印象を与えますから、まわりから尊重され、責任ある立場を任され、お互いに尊敬し合えるよい人間関

係を築けるでしょう。

「ねこ背」というと、見た目だけの問題だと思ってしまいがちですが、このように、**人生のチャンスや仕事運にも関わってくる**ともいえるのです。

「正しい知識」を知らなかったばかりに、病気になったり、前向きな発想ができなくてチャンスがつかめなかったり、人生を楽しめなくて毎日憂鬱《ゆううつ》……などということになっていたら、非常にもったいないことです。


健康になるのは、あなたが思っている以上に簡単なのです。

そして、「知るだけで」確かに健康になり、人生を充実させ、元気で楽しい毎日を送る助けとなる知識というのもたくさんあるのです。

さあ、正しい知識をグングン吸収していきましょう。


健康が当たり前、そして目覚めた身体の潜在力を存分に使える――あなたが、そんな素敵な毎日を送れることを心から願っています。

目次

1章 知るだけで、疲れが取れてパワーアップ！

2章 知るだけで、ねこ背が治って美しくなる！

3章

知るだけで、心がカラッと晴れて強くなる!

4章

知るだけで、楽にキレイに歩けて、ダイエットできる！

5章

知るだけで、肩こりが消えて、首がふんわり軽くなる！

6章

知るだけで、9割の腰痛が自然に治る！

イラスト　落合恵
マンガ　春原弥生
CG　BACKBONEWORKS
編集協力　塩尻朋子

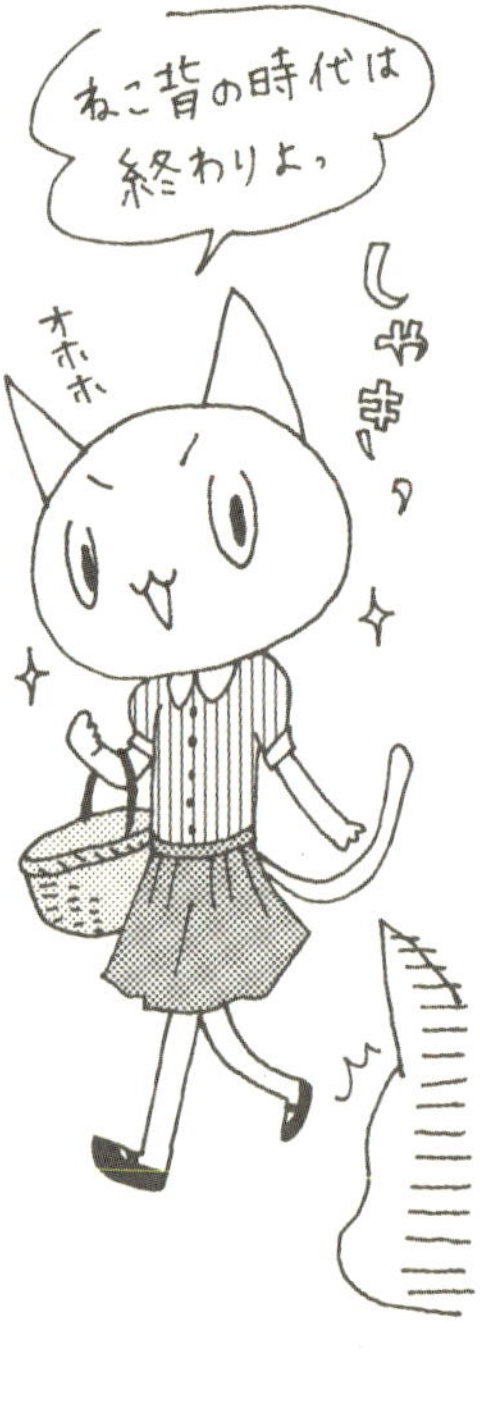
ねこ背の時代は
終わりよっ
オホホ
しゃきっ

1章

知るだけで、疲れが取れてパワーアップ!

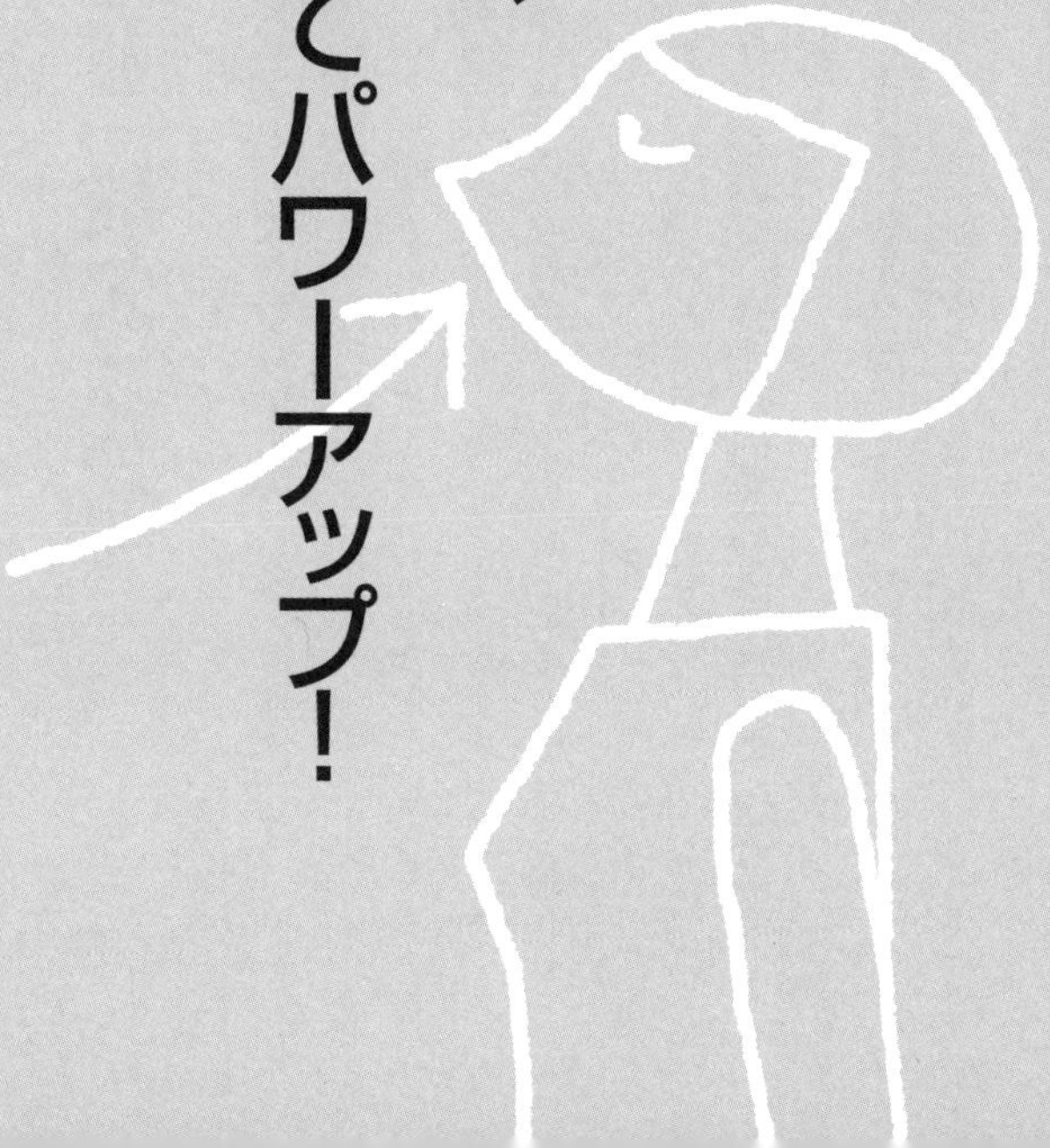

9割の人が、気づいていないけど「酸欠」状態

私たちが生きていくために、もっとも欠かせないもの、それは酸素です。

つまり呼吸することです。

人間は、たとえ食べ物がなくても、水さえ飲めば1カ月は生きることができると言われます。ですが、呼吸の場合は深刻です。たった1分息を止めても苦しいですし、15分も呼吸できなければ、心肺機能が停止し、最悪の場合、死んでしまいます。

このように、呼吸は〝生命活動の基本〟とも言える重要なものです。

ところが、**最近、呼吸が浅くなっていて、慢性的に酸素が不足した「酸欠状態」になっている人が増えています。**

私が運営している気功治療院を訪れる患者さんに限って申しあげると、ほぼ全員の方が酸欠であると断言できてしまいます。そのくらい深刻です。

あなたは、自分の呼吸がきちんとできているかどうか、意識したことがありますか？　生まれつき身についている呼吸のやり方が間違っているなんて、考えたこともなかったのではありませんか？

問題は、ほとんどの人が、「自分は酸欠である」と気づいていないことです。

しかも、その酸欠状態が、あなたの健康を、根深いところで害しているとは、夢にも思っていないことでしょう。

現代医療では、立ちくらみがしたり倒れたりしない限り、精密検査は行なわれませんし、お医者さんが「酸欠ですよ」などと注意してくれることもありません。私が治療した患者さんたちも、深く呼吸ができるようになって初めて、その快適さを知り、自分に酸素が足りていなかったという事実に気づくのです。

人間の身体を形づくる60兆の細胞は、すべて、〝酸素〟をエネルギー源としています。ですから、酸素が行き渡るよう呼吸を深くするだけで、格段に生命力が高まって、確実に不調が改善されていくのです。

では、なぜ、呼吸が浅くなってしまうのか？

背を丸めて作業するデスクワークが増えていることや、ストレス過多も呼吸が浅くなる原因ではありますが、実は、**「正しい知識を知らないこと」**こそ、ほぼ全員に共通する原因なのです。

そしてその「正しい知識」さえ知れば、その瞬間から呼吸が深く変わります。

そう、施術やトレーニングをしなくても、あなたの呼吸の仕方は、ガラリと変わるのです。

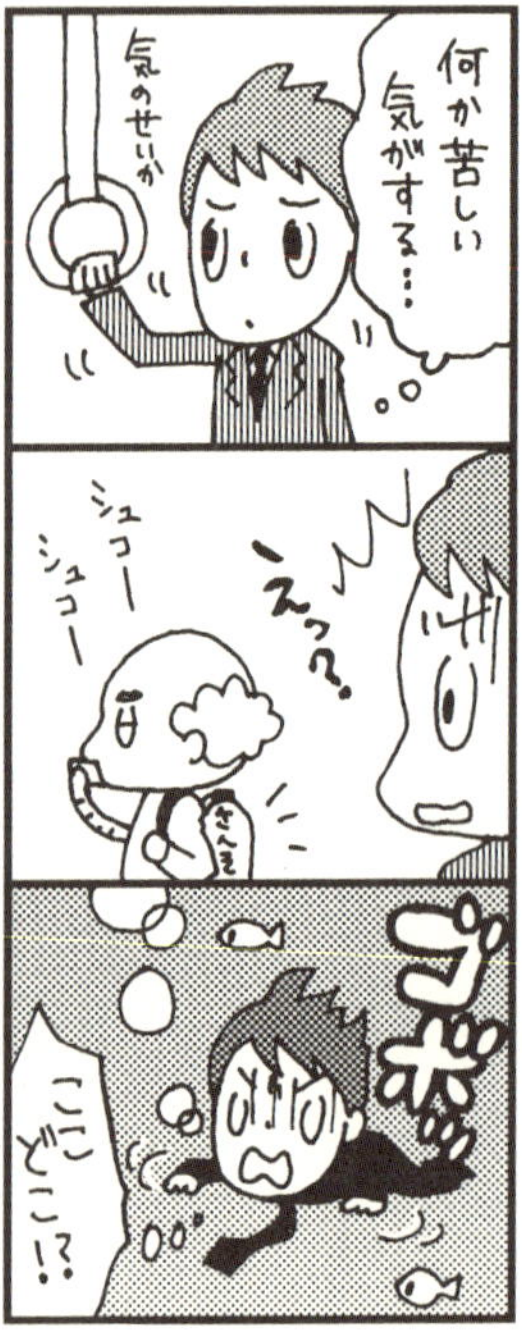
何か苦しい気がする…
気のせいか
えっ？
シュコー
シュコー
さんそ
ゴボ…
ここどこ!?

知らぬまに、あなたの身体に恐ろしいことが起こっている

9割の人は、自分の呼吸が、浅いか深いかなど、考えたこともないものです。何年も、いや何十年も浅い呼吸を続け、それが当たり前になっています。

では、酸素を十分に取り入れられない状態が続くと、どうなるのでしょう?

人間の身体はよくできていて、少々「酸欠」になったからといって、すぐに呼吸困難になったりはしません。

なぜなら、生命維持に必要な脳や内臓などには、最優先で酸素が供給されるから、そこまでの症状はすぐには現れないのです。

問題は、減った分を、どこかでやりくりしなければならないことです。

そこで身体は、今すぐ使う必要に迫られていない**筋肉**への酸素供給を減らすことで、なんとかその場をしのぎます。

そうなると、どうなるのか?

その結果、動けなくなるほどではなくても、100パーセント満足に機能しない筋肉が、全身のあちこちにつくられてしまうのです。

つまり、筋力が落ちるのです。

たとえば、体力が衰えてひどく疲れやすいと治療院にいらしたある女性の患者さんは、治療院では筋力検査も行なえますので、測ってみたところ、背筋力が、わずか22キロしかありませんでした。

これは子どもの握力程度。そんな、本来立っているのもやっとの背筋力で電車にゆられ、はるばる治療に来られたことに私も大変驚いたものです。

ところが、この患者さんに、ある「人体の真実」をお教えして、たった1回呼吸を改善する施術をしたところ、いきなり45キロに。23キロも筋力がアップしたのです。ほぼ倍増です。

筋トレもしていないのに、呼吸を変えただけで、筋力がアップしたのです。

このように、酸欠を解消しただけで、背筋力が10キロ以上向上するケースがいくつもありました。

◆死ぬほどではないけれど、こんな症状も!

酸欠になると、筋力が落ちるだけでなく、**筋肉の柔軟性がなくなり、硬直化**していきます。

筋肉が硬くなると血流が悪くなり、身体が冷えて、疲れや胃腸の不調、肩こりや腰痛など、なんとなく具合が悪い状態が続きます。

そう、東洋医学でいう「未病」の状態になるのです。これは、「病気になる一歩手前、いつ発症してもおかしくない危険な状態」のことです。

呼吸が浅いと、知らぬまにこんな危険にも、さらされてしまうのです。

そのほか、肩の痛みに悩んであちこち病院を巡ったけれど治らないし、原因もわからないと、私の治療院を訪れてきた患者さんの中には、**深い呼吸をするようになったら、肩までしか上がらなかった腕が、グルグル回るようになった**方もいらっしゃいました。

十分な酸素が行き届いたことで、筋肉の硬直が取れ、**骨盤のゆがみが治った**

方や、両足の長さが揃った方、慢性肩こりや首の痛みなどが解消された方、視界が明るくなって、目がよく見えるようになったという方もいました。

もちろん、呼吸を改善するだけで、すべての症状がよくなるわけではありません。でも、**酸素不足で硬直していた部分は、深い呼吸をすればすぐに解決するので、ほとんどの人になんらかの恩恵はある**はずなのです。

呼吸は健康の基本であることは間違いありません。ですから、深い呼吸をしっかりできるようにしておくことが、すべての不調を改善する基本なのです。

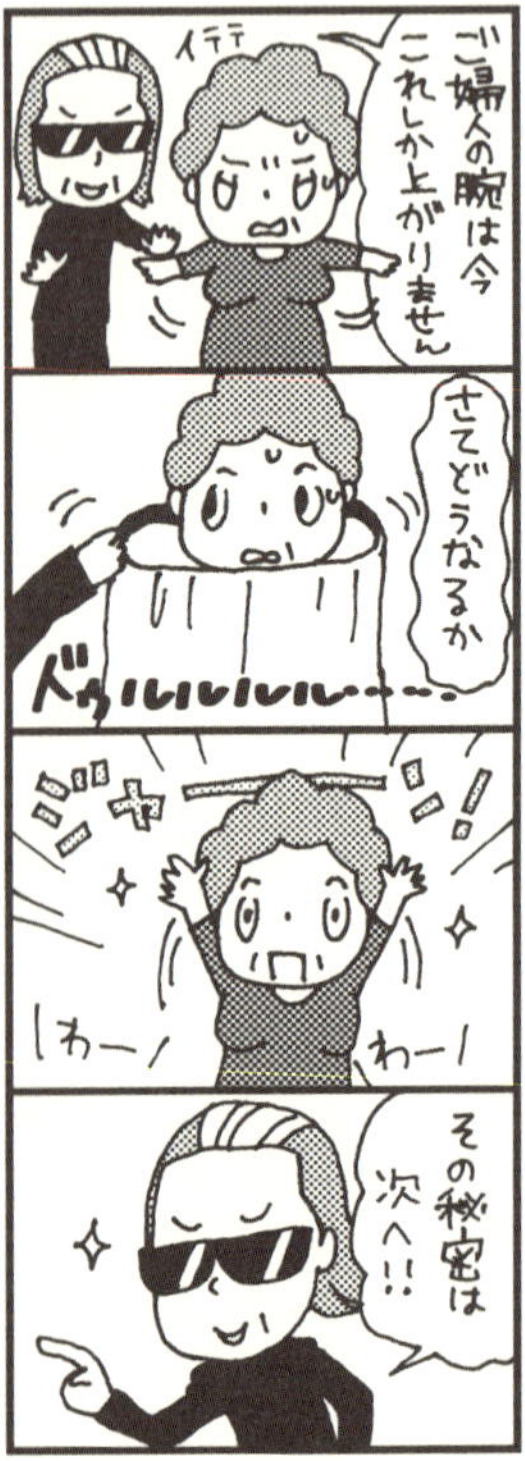
ご婦人の腕は今これしか上がりません
イテテ
さてどうなるか
ドゥルルルルル‥‥
わー!
わー!
その秘密は次へ!!

なぜ呼吸が浅くなってしまったのか?「知るだけで変わる」真実

さて、〝現代人のほぼ全員に共通する、呼吸が浅くなる原因〟を知る前に、まず、自分の呼吸の状態を確認してみましょう。

①息を吐いて、肺にある空気を出し切ります。

②次に、鼻から息を思いっきり吸い込んでみましょう。

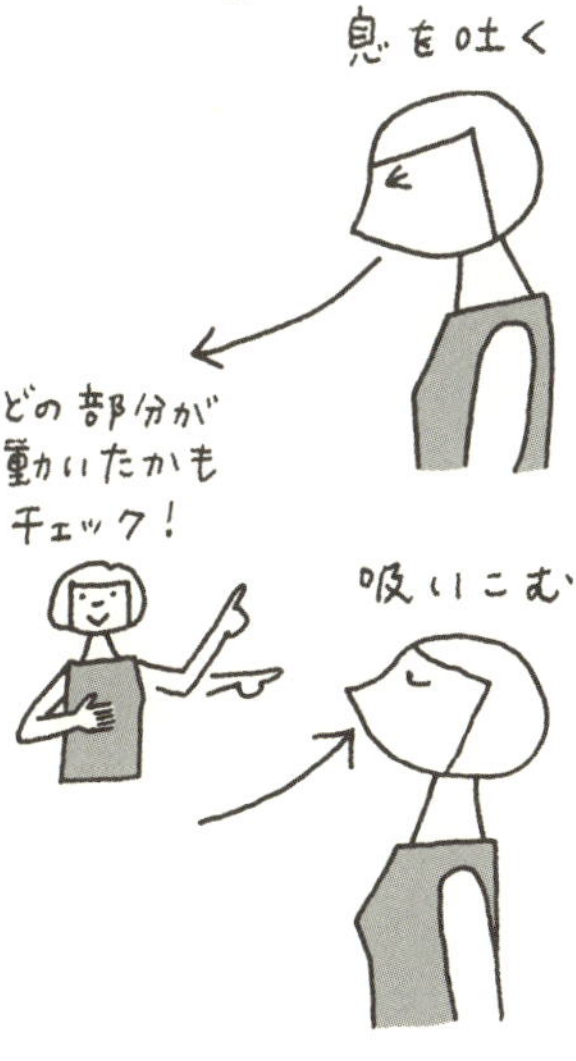

このとき、自分の身体のどの部分がどのくらい動いたかを、じっくり丁寧に

観察して覚えておきます。何度か繰り返して、おなかや胸のどのあたりが、どのくらいふくらんだかを観察できたら、次のイラストをじっくり見てください。

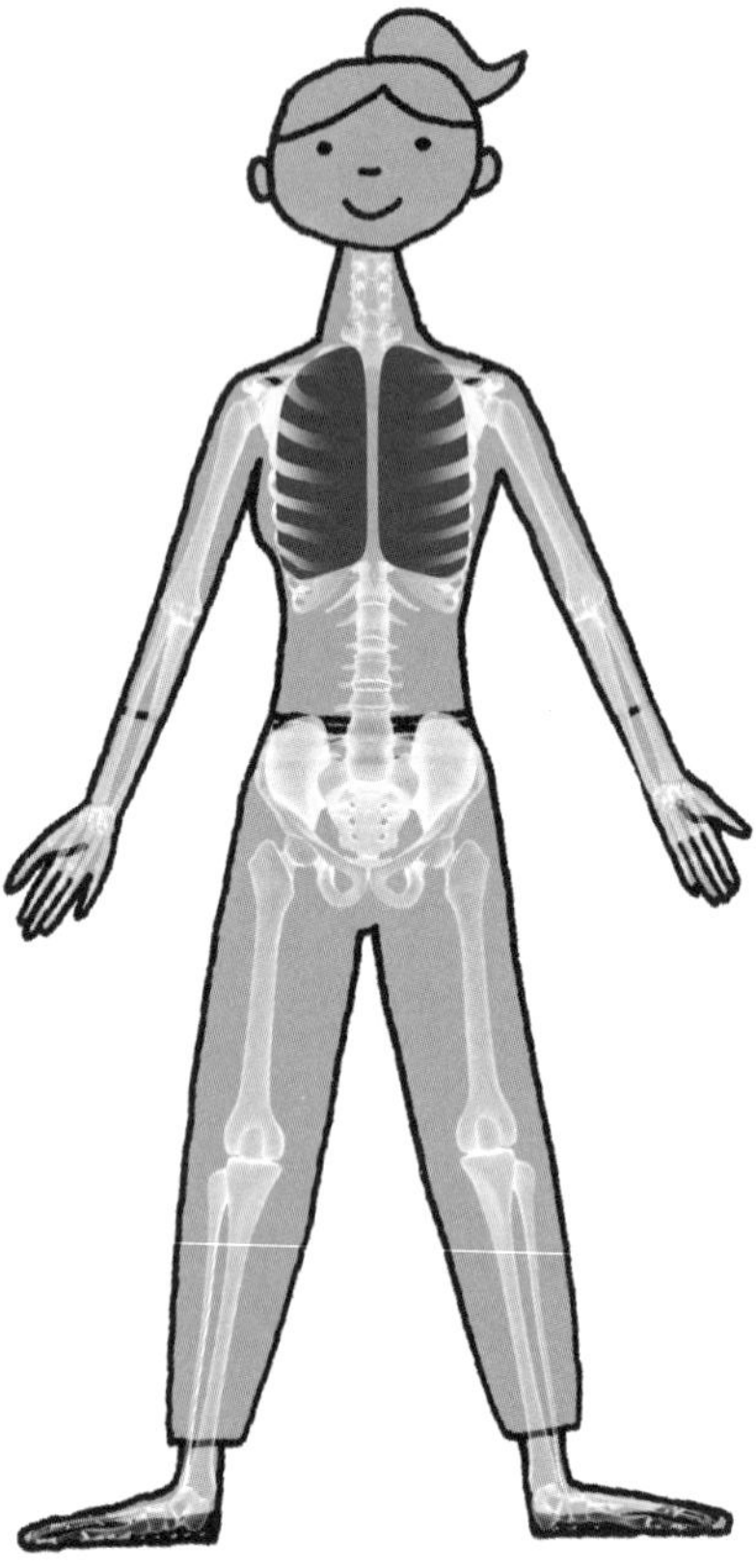

鎖骨より上の首に近い部分から、あばら骨の下のほうまで、かなり大きな臓器があります。実は、**これが肺の「本来の大きさ」です。**

　想像してみてください。あなたの身体の中にも、鎖骨の上からあばら骨の下方まで、この大きな肺がおさまっているのです。この「本来の肺の大きさ」を示したイラストを5秒眺めてから、もう一度、深呼吸を繰り返してみましょう。

①息を吐いて、肺にある空気を出し切ります。

②次に、鼻から息を思いっきり吸い込んでみましょう。

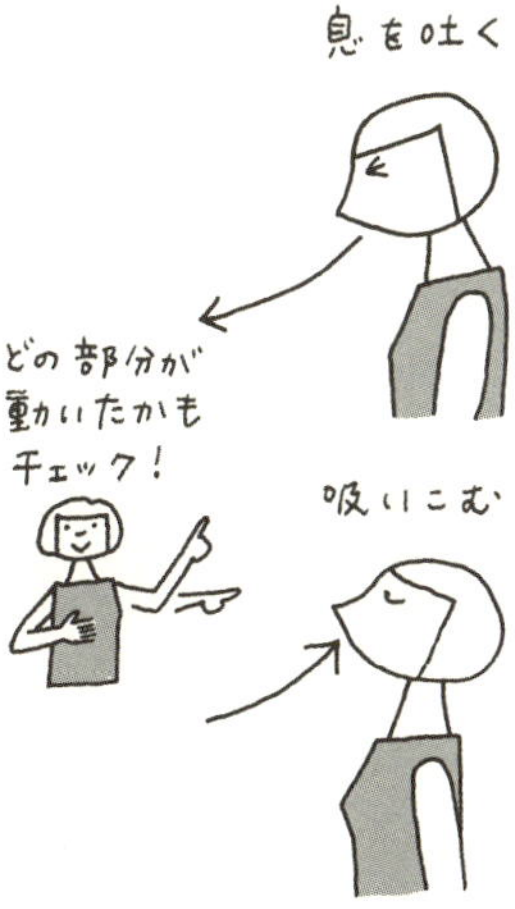

　いかがでしたか？　胸のかなり上のほう、鎖骨のあたりまで膨らむのが感じられませんでしたか？　ほとんどの人が、今までの呼吸との違いに気づかれたことと思います。では次に、もう一枚のイラストを見てみましょう。

実際の肺は、胸から背中側いっぱいの厚みがあります。あばら骨の中をうめつくすくらい背中のほうまであるのです。あなたの肺もこのくらい厚いのです。

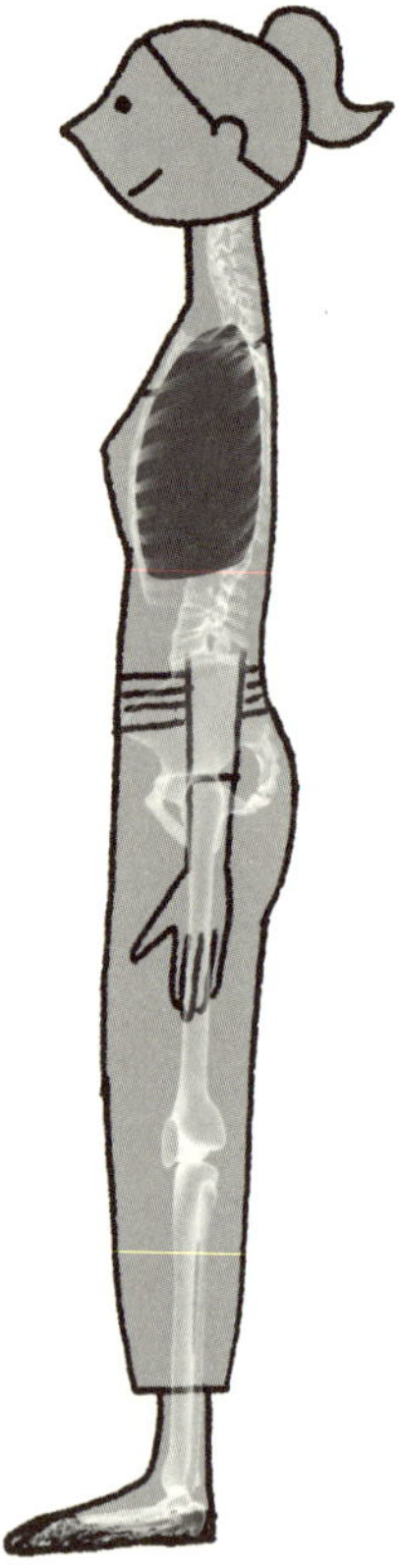

「本当の肺の厚み」を示した右図を5秒しっかり見つめてから、もう一度、肺いっぱいに空気が入るよう、深い呼吸を繰り返してください。

どうですか？　今度は、**背中側がふくらんだ**のを感じられましたか？

さあ、これであなたの呼吸の仕方は、正しい大きさを知る前とはずいぶん変わりました。肺全体を使って呼吸できるようになったはずです。

いったい、なぜ、このようなことが起こったのでしょうか？

知った瞬間、あなたに、なにが起こったのか?

おそらく、先ほどの図を見て、正しい肺の大きさを意識するまでは、あなたの肺に対するイメージは、この程度の小ささだったのではないでしょうか。

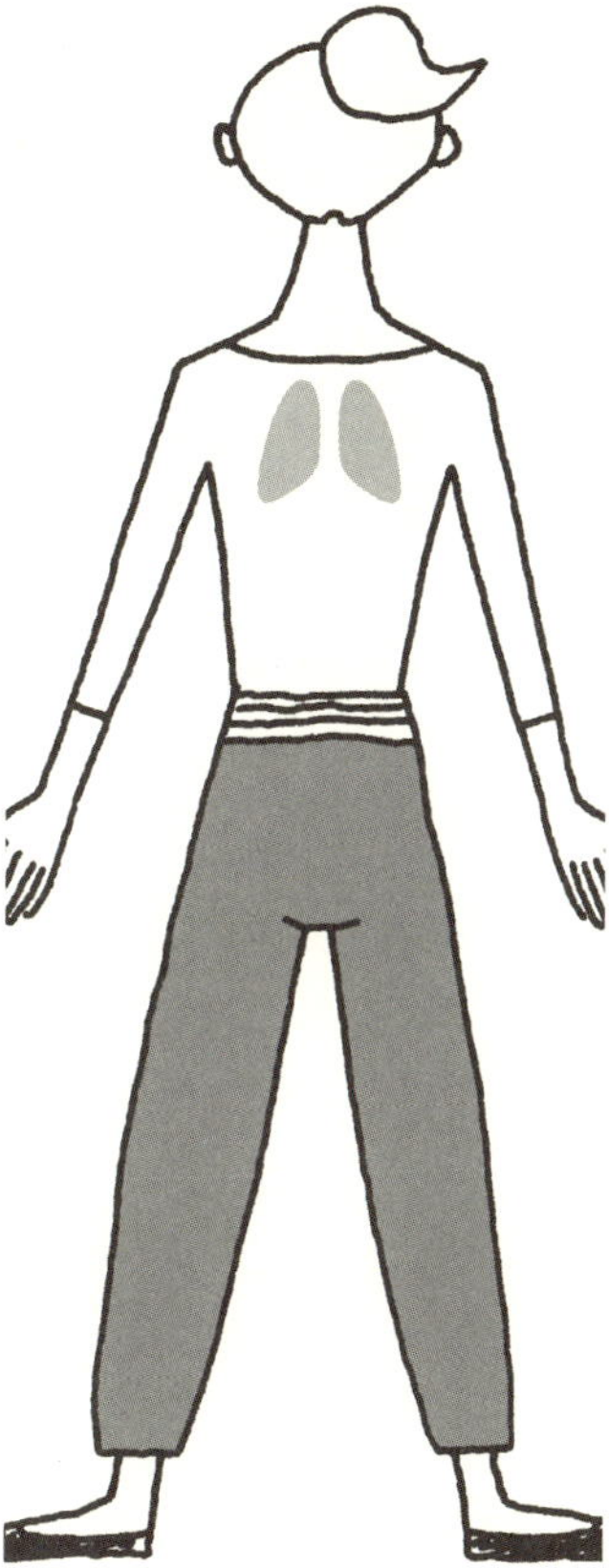

肺という、「胸の奥にある呼吸をするための、伸びたり縮んだりする器官」を、こんなふうに、**実際よりも、はるかに小さくイメージしていた**のです。

おそらく、これまでにもレントゲン写真や解剖図などで、実際の肺の大きさを目にする機会はあったでしょう。

でも、人間は日々莫大な量の情報を受け取っているため、**しっかり意識して見ないものは、脳が認識しない**ようになっているのです。つまり、見えていないも同然なのです。

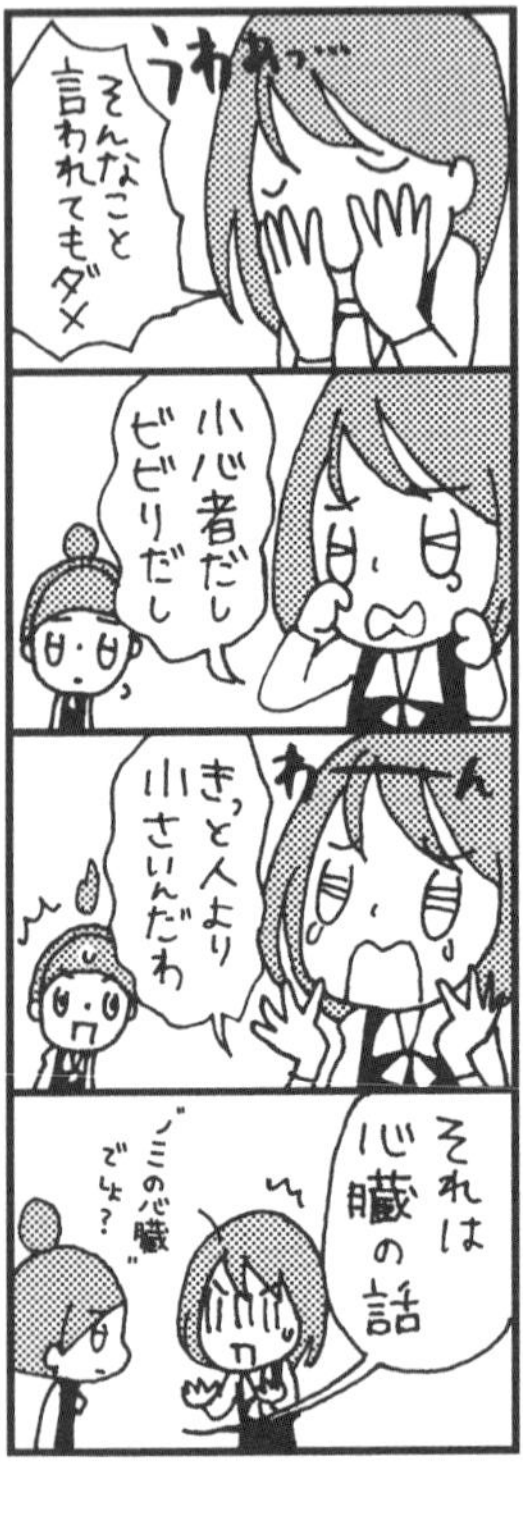
うわあっ…
そんなこと言われてもダメ
小心者だしビビりだし
わーーーん
きっと人より小さいんだわ
それは心臓の話
ノミの心臓でしょ？

◆意識すると、脳が変わる

意識して見ないものが、いかに認識されないか。それがわかる実験をしてみましょう。

今、この場で、ちょっと**自分のまわりをぐるりと一周見回してみてください。**

なにが見えましたか？　いろいろなものが目につきますね。

では、次に、**「黄色いものはないか？」と、「黄色」を意識して、もう一度周囲を見回しみてください。**

「黄色、黄色、黄色、黄色……」

どうですか？

先ほどは目にとまらなかった〝黄色いなにか〟が、目に飛び込んできませんでしたか？　黄色がなければ、ほかの色で試してみてもOKです。

このように、意識するだけで、情報として目に入ってくるものが変わります。

つまり脳の働きが変わり、身体の働きも変わるのです。

「今まで、正しい肺の大きさを意識することがなかった」――これこそが治療院にいらっしゃる患者さん、ほぼ全員に共通する浅い呼吸の原因だったのです。

嬉しいことに、**一度正しい肺の大きさを認識してしまえば、その知識は、一生あなたの中で機能し続けます。**

また、身体の面からいっても、正しい呼吸のほうが楽ですので、自然と深い呼吸が定着します。

いちいち意識し続けなくても、毎日トレーニングしなくても、まさに、「知るだけで変わる」のです。

究極に楽な方法だと思いませんか?

こうして呼吸が深くなれば、弱った細胞がよみがえり、身体の各器官が活力を取り戻し、身体の調子はグングンよくなっていくのです。

知るだけで変わるこの事実を、どうぞ、あなたの大切な人や知人に教えてあげてください。この本もどんどん見せてあげてください。

「かくれ疲労」の原因を解明！そこから逃れる方法とは!?

人間の身体は賢くできているので、どこか一カ所の筋肉が酸素不足で機能しなくなっても、自然とほかの筋肉がサポートするようになっています。

そのおかげで、不便を感じることなく日常的な動作ができるのですが、**かえってそのために、酸素が足りなくなっている筋肉があっても、なかなか自覚できない**のです。

すべての筋肉にきちんと酸素が供給されれば、身体本来の動きを取り戻せるので、無駄なく効率的にエネルギーを使えるようになります。

弱った筋肉を、まわりの筋肉がサポートするために使う余分なエネルギーの消費も減り、疲れにくい身体に変わります。

それまで疲労感や倦怠感に悩まされていた方も、全身のエネルギー量が増え、体力がついたと感じることが多くなるでしょう。

さらに、不足がちだった酸素を供給することは、筋肉だけでなく脳や内臓、神経の働き、ホルモン分泌など、すべてによい影響が及ぶので、集中力、消化吸収力などもアップして、まさに身体全体が活性化します。

呼吸一つで、これだけ大きな違いを生み出せるのです。

◆「なんとなく落ち着かない」も、これが原因だった!

呼吸は身体だけでなく、心にも大きな影響を及ぼします。

自然の中に出かけたり、温泉に入ったりしたとき、「ぷは――……!」と、無意識に大きく深呼吸をしていたことはありませんか?


深く呼吸すると、気持ちが落ち着くことを、私たちは身体で知っています。

逆に浅い呼吸は、心に不安をもたらします。


なぜでしょうか?

酸素を取り入れなければ命に関わります。呼吸が浅いと酸素が十分に取り込めないため、本能的に身体が危ういと感じ、不安を覚えるのです。

この不安は、「そわそわする」「なんとなく落ち着かない」「集中力が続かない」「ネガティブ」「怒りっぽい」「イライラ」という感じでも表れます。

ですが、浅い呼吸が当たり前になってしまっている人は、その状態に慣《な》れてしまっているため、自分が抱える「不安感」に気づきにくくなっています。

深い呼吸をして、その安心感を味わって初めて、「ああ、自分は不安を抱えていたのか！」と気づくのです。

呼吸の浅さがもたらす「自覚されない不安感」は、普段のあなたの考え方や感情、すべてに影響を及ぼします。

身体を動かすときばかりでなく、楽しむ、考える、集中するなど、なんらかの精神活動をするときには、エネルギーが必要です。ところが不安があると、その大切なエネルギーが、そちらで浪費されてしまいます。生命維持に関わる感情のほうが、優先されるためです。

逆に、**深い呼吸ができるようになれば、余計な不安が解消され、安定したクリアなマインドになります。**当然、物事を冷静に判断できるようになっていきます。

楽しいときには思いっきり楽しみ、集中すべきときは集中する……深い呼吸が身についていて十分なエネルギーが充填《じゅうてん》されれば、ポジティブで楽しい気分にエネルギーを配分できるようにもなるのです。

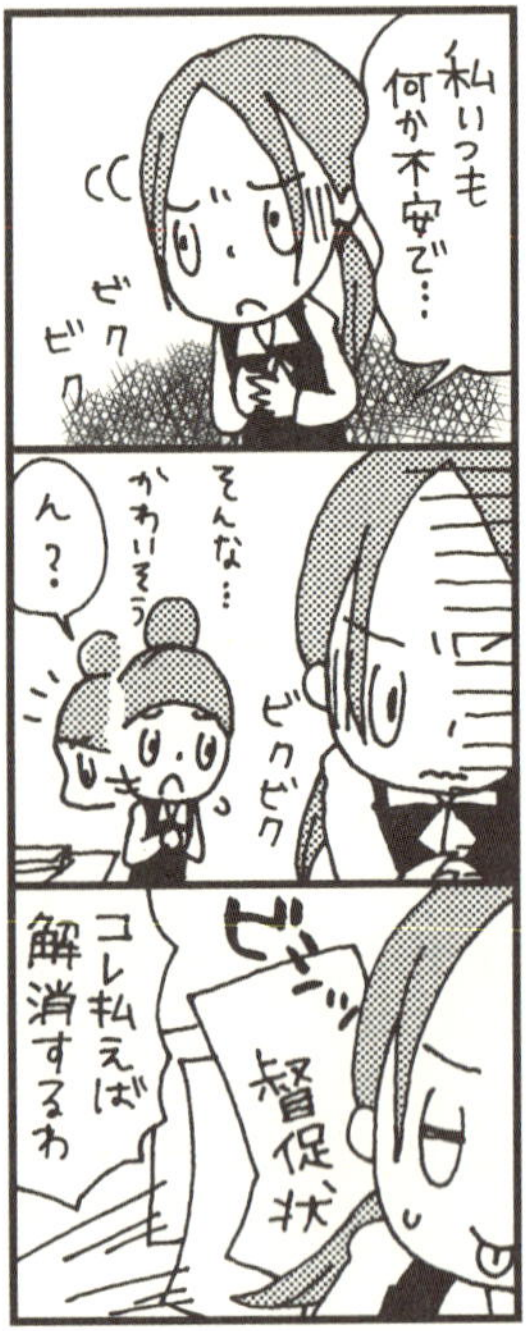
私いつも何か不安で…
ビクビク
そんな…かわいそう
ん？
ビクビク
督促状
コレ払えば解消するわ

腹式呼吸よりすごい!「全体呼吸」で芯からよみがえる

あなたの呼吸を完璧なものに仕上げるために、あと一つ、知っておいてほしい「人体の真実」があります。

私は、よく患者さんに、**「胸式呼吸」**と**「腹式呼吸」**のどちらが身体によいかと聞かれます。

あなたは、どちらがいいと思いますか?

面白いことに、この二つをまったく別のものだと思っている方が、かなりいらっしゃいます。

ですが、この二つは、実は同時に行なうことができるものなのです。

そして、この**胸とおなか、両方を同時に使う「全体呼吸」こそが、人間の身体に一番いい呼吸法**なのです。

そもそも、どちらも必要な機能だから、肉体に備わっているのです。どちら

か一方だけしか使わないというのでは、バランスが取れません。

この「全体呼吸」で行なう深呼吸は、酸素をたっぷり効率よく取り込めるので、健康効果は抜群です。気持ちよさも格別ですし、なにより、呼吸するたびに言い知れない安心感が得られます。

これも一度正しいやり方を身につけてしまえば、いつでもどこでもできます。好きなときに全身に力をみなぎらせることが、できるようになるでしょう。

また、もう一つ不思議なことに、世の中には、「胸式呼吸は胸に空気を入れるもの。腹式呼吸はおなかに空気を入れるもの」だと思っている人がいます。

確かに、胸式呼吸は胸に空気が入ります。

ですが、腹式呼吸で、**おなかに空気は入りません。**

呼吸をして、空気が入るのは肺だけです。

吸い込んだ空気でふくらんだ肺が横隔膜を下げて内臓を押すから、おなかがふくらむのです。意外に誤解している人が多く、私も驚きました。

胸式呼吸

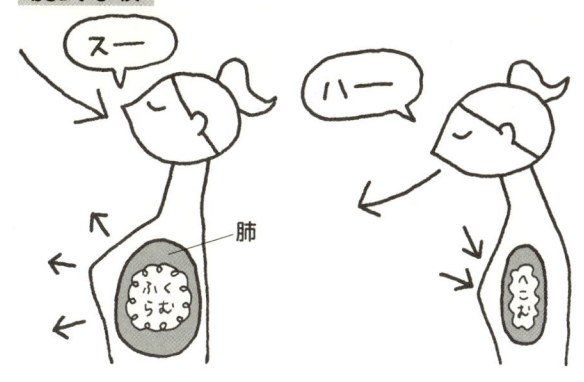

腹式呼吸

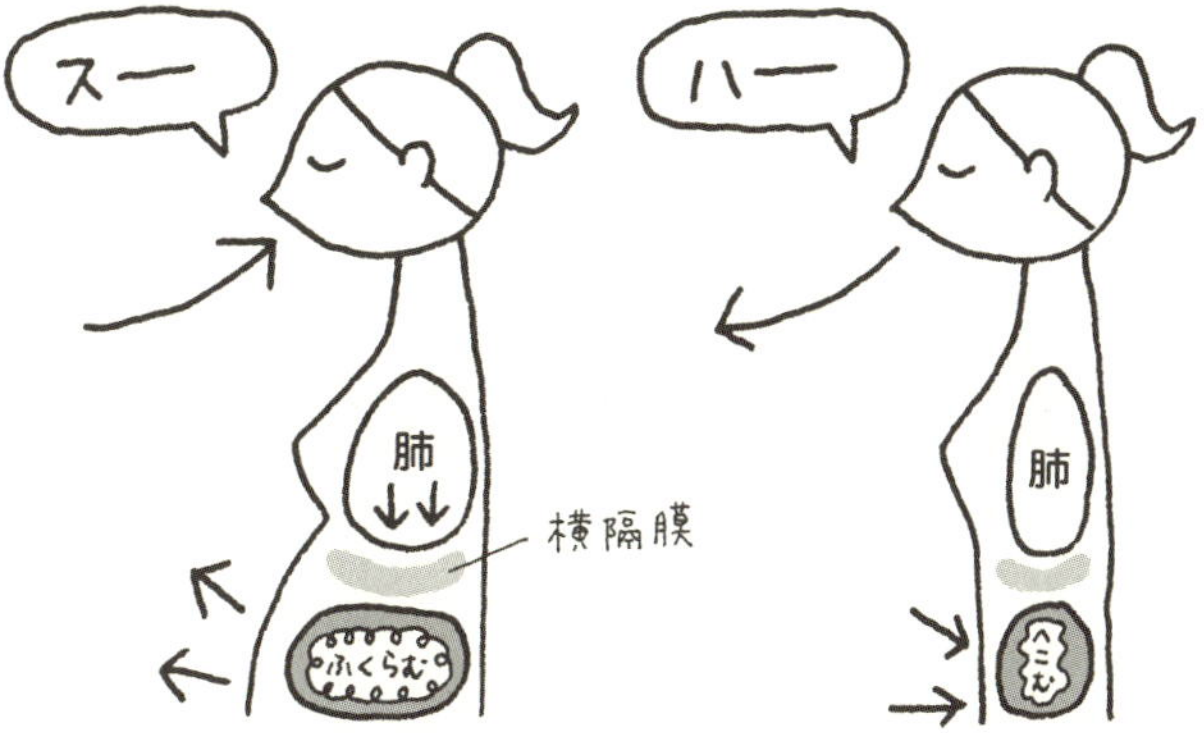

おなかに空気が入らないことを実感するために、次の2通りのイメージをしながら深呼吸してみましょう。

イメージ①
「おなかに空気が入る」と思いながら腹式呼吸をする

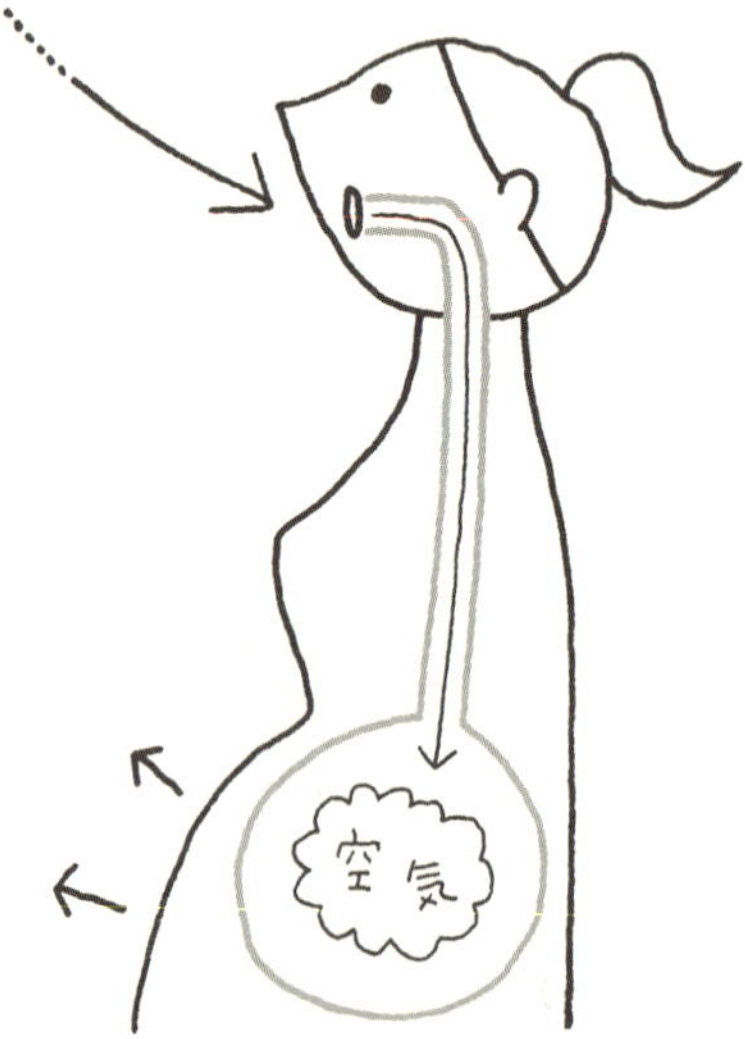

イメージ②
「肺がふくらむから、
横隔膜が下がって
おなかがふくらむ」
と思いながら
深呼吸をする

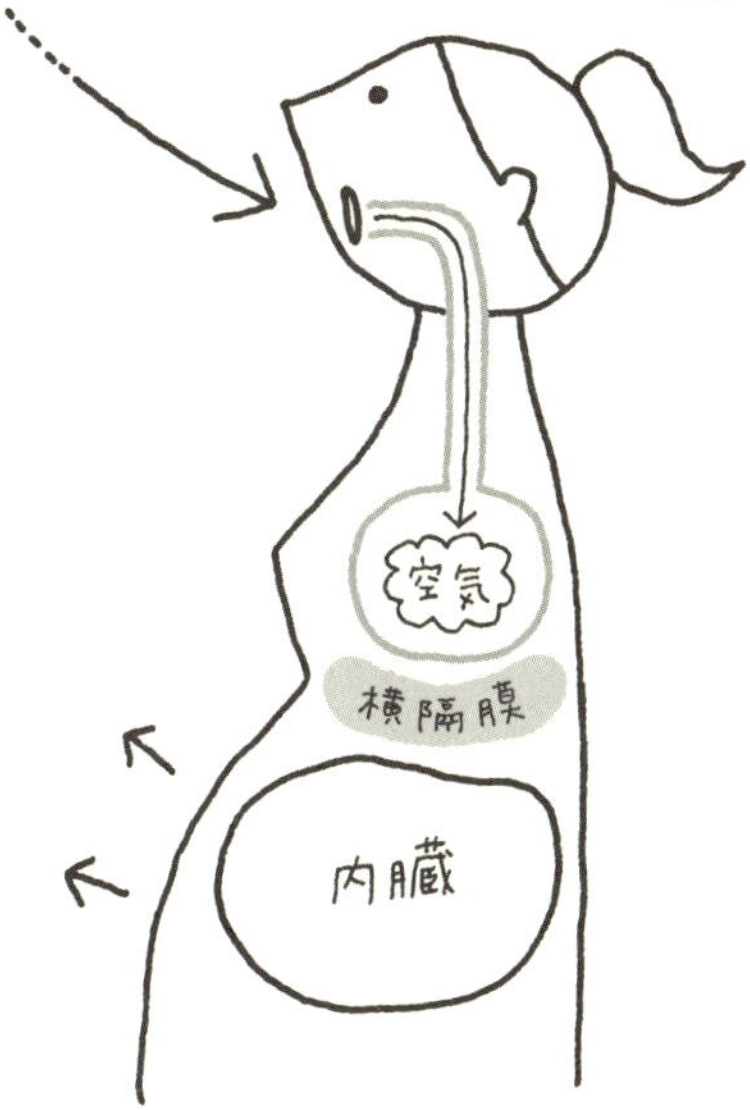

どうですか？　②のイメージのほうが、楽にできたのではないでしょうか？

イメージ①の、**おなかに空気を入れるというのは、肉体の構造上無理なので、**

違和感や苦しさを覚えるはずです。かなり力まないとできないはずです。

正しい知識をえれば、身体本来の働きにそった、スムーズな全体呼吸ができるようになります。

横隔膜を上下させる全体呼吸で、全身の細胞に酸素を行き渡らせ、身体が本来持っているはずのエネルギーを思いっきり取り戻しましょう。

コラム

生まれ変わったあなたにプレゼント！
元気ハツラツ全身パワーアップ！「オレってすごいにゃ～」ストレッチ

ここまで読んでいただいたあなたは、正しい肺の大きさを知ったことで、今までより深く呼吸ができるようになりました。

さらに、全体呼吸も身についたことでしょう。こうしている今も細胞レベルからドンドン元気がみなぎってきているはずです。

日常生活はこれで快適に過ごせますが、それでも、**「もっとパワーアップしたい！」「ここぞという勝負のとき」などは、このストレッチをしてみてください。**

胸を張るという動きで、気持ちに確実な変化が起きます。

「私はすごいんだ～！」と自信が湧いてきて、ポジティブに行動を起こすことができるのです。

① 肩幅くらいに足を開いて立ち、背中を丸め両手を前にダランとたらします。

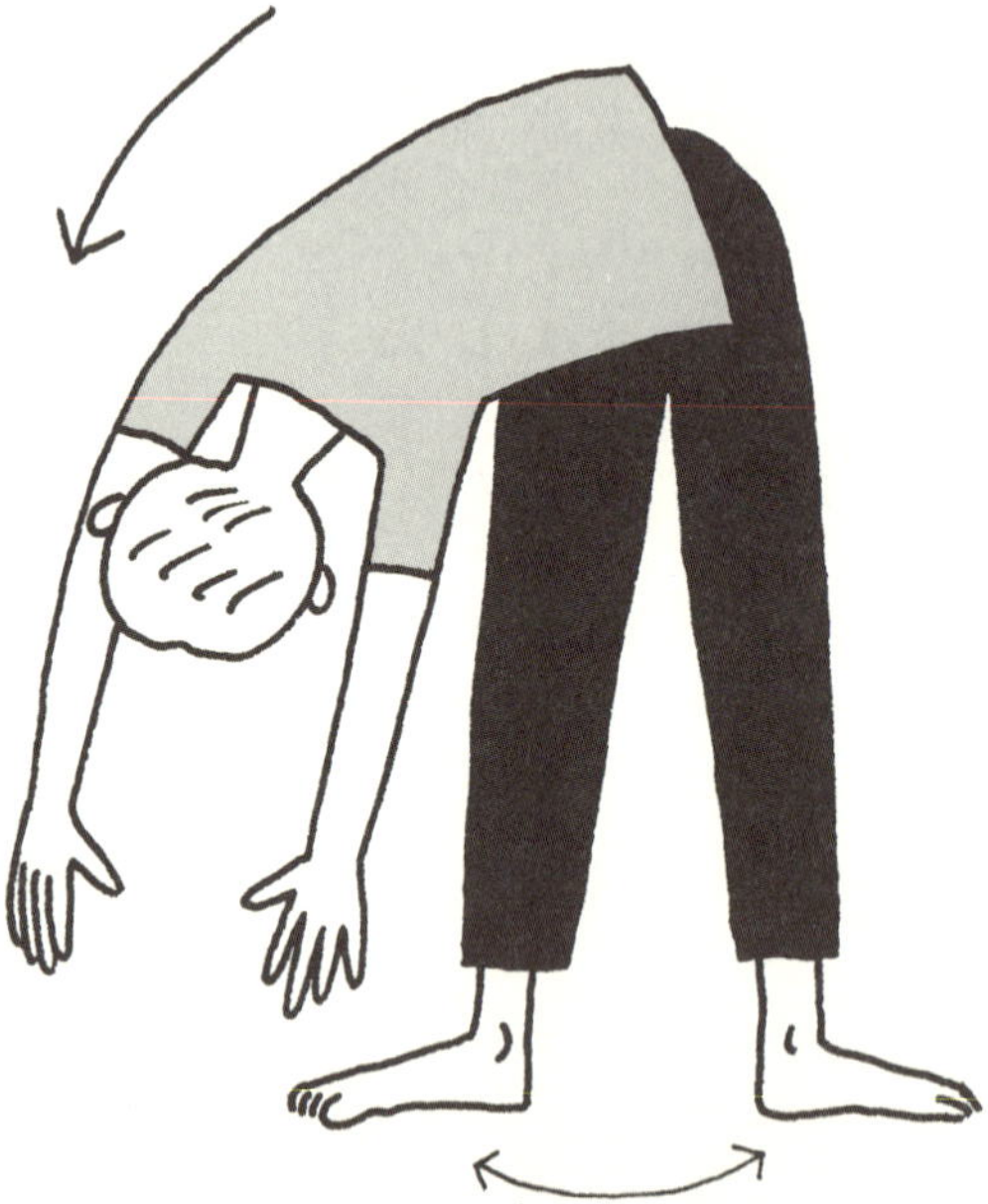

② ひじを90度に曲げ、肩の高さに持ち上げてガッツポーズをつくり、バーベルを持ち上げるように、腕を上下させます。

背中の左右の肩甲骨を寄せて、胸を大きく開いてそらすのがポイント。

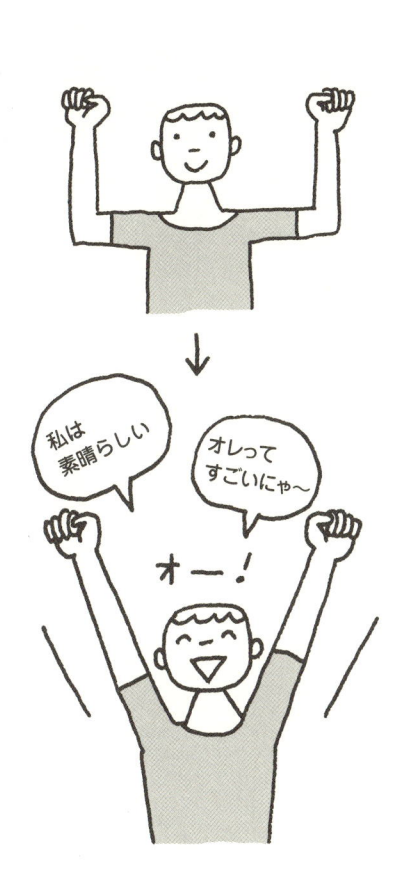

＊このとき「オレってすごいにゃ～」と心の中で思ってください。
（「すごいにゃ～」ではなくて、「すごいぞー」でも、「すごいんだ～」でも、まったく問題ありませんが、ここは楽しく遊び気分でやることで、心がガラッと明るくなります）

③ ①と②を、3回繰り返します。

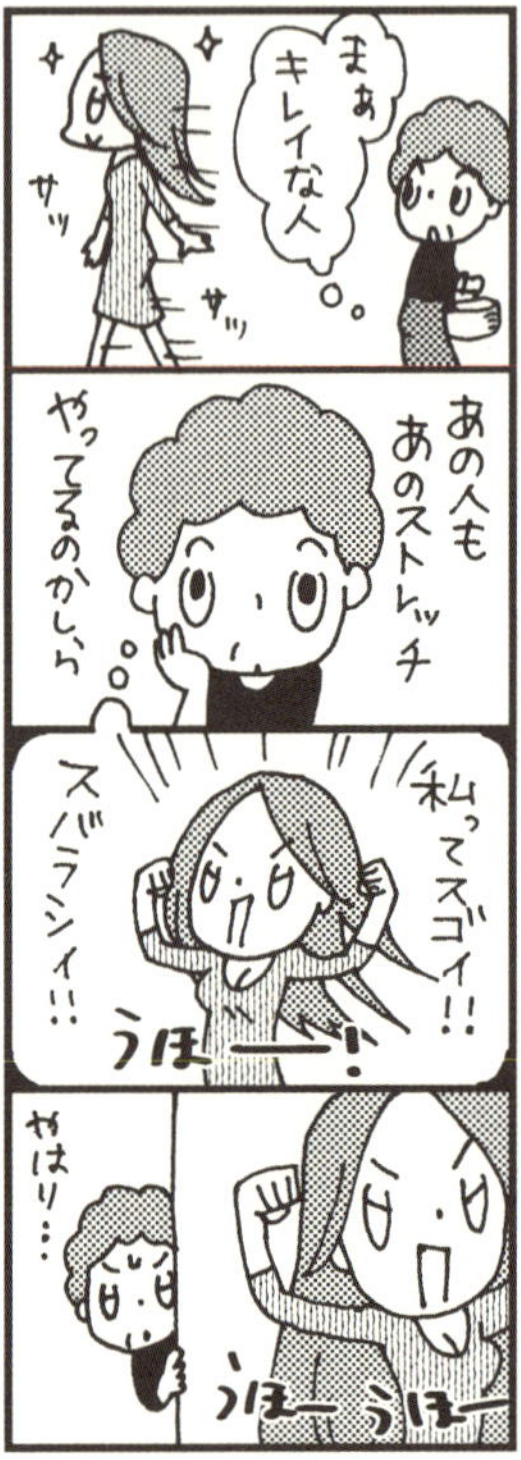
まあキレイな人
サッ
サッ
あの人もあのストレッチやってるのかしら
私ってスゴイ!!
スバランシイ!!
うほーー!
やはり…
うほー うほー

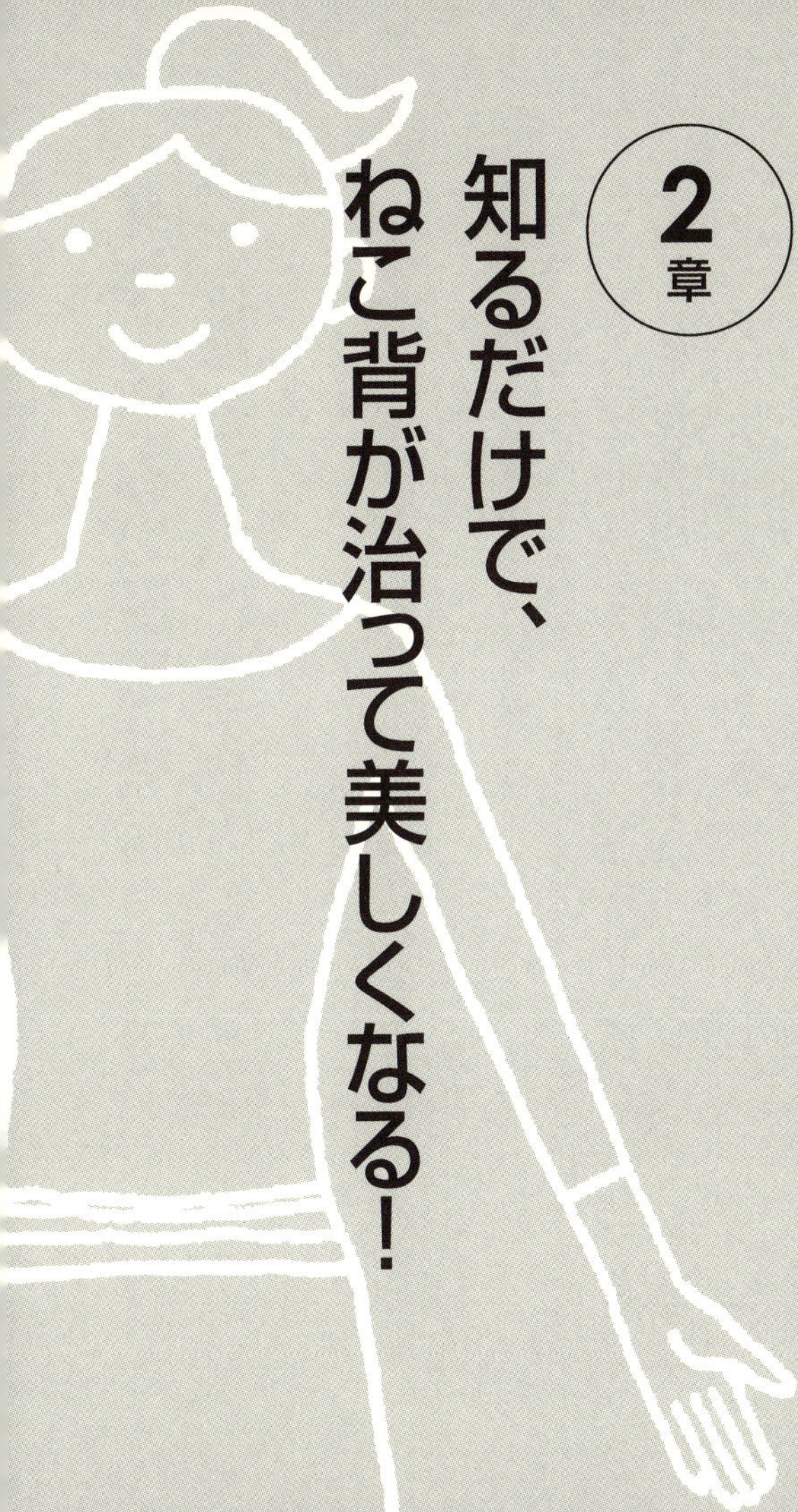

2章

知るだけで、ねこ背が治って美しくなる!

身体の痛みの原因は、こんなところに潜んでいた

病気と診断されないまでも、なんだか具合が悪い、痛みが抜けないなどの「未病」状態には、呼吸ばかりでなく、**「ねこ背」も大きく関わっています。**

特に、肩こり、腰痛、そして頭痛などは、痛みを感じる場所そのものに原因があるのではなく、「ねこ背」が影響していることが多いのです。

腰痛や頭痛で悩み、治療院を訪れる患者さんたちの、患部とは関係ないと思われている「ねこ背」を改善しただけで、**「楽に立てるようになった」「痛みがなくなった」「気分がスッキリした」**などと、その場でウソのように症状が消えてしまう方が多くいらっしゃいます。

その理由を説明しましょう。

私たちの身体は、骨、筋肉、血管、リンパ管など、すべてがつながっています。

ですから、ねこ背のようにどこか一部分がゆがんで働きが悪くなると、そのゆがみを補おうとするほかの部分に負担がかかって、痛みが生じるのです。

たとえば、痛めた右足をかばって歩くために、左足にいつもよりも余計な力を入れることになり、左足も痛くなる――そんな経験をしたことがある方もいらっしゃるでしょう。

特に、背骨は人間の身体の中心にあり、全身を支えているだけでなく、神経を通すパイプの役割もあります。

ですから、ねこ背で背骨がゆがむと、圧迫された神経が引き金となって、痛みやしびれが起こることもあるのです。

また、ゆがみがひどくなると、椎間板が骨と骨との間から飛び出してしまい、激しい痛みやしびれを招く椎間板ヘルニアになる危険性も高まります。

◆人生全般に影響を与える

すらりと伸びた背筋！　モデルやバレエダンサーの優雅な美しさの秘訣は、

ピンと伸びた「姿勢のよさ」にあります。

逆に、いくらスタイルがよくても、背中の丸まったねこ背だったら、どうでしょう?

疲れてくたびれた印象を与え、一気に老けて見えてしまいます。服もカッコよく着こなせません。

自信がなく、頼りなさげに見えるので、重要な仕事を任せてもらいにくくなったり、お誘いを受けにくくなったりするでしょう。

「ねこ背」というと、姿勢、見た目だけの問題だと思ってしまいがちですが、このように**人生のチャンスや仕事運にも関わってくる**とも言えるのです。

人生に大きな影響を与える「ねこ背」。

今すぐ治したいものです。

美しい「S字カーブ」が衝撃を吸収
——決め手はここを整えること

人の背骨は〝ゆるやかなS字カーブ〟を描いています。

そして、このS字カーブの角度がきつくなっているのが、ねこ背です。

背骨の正しいカーブが失われると、不自然な状態で姿勢が維持されるので、身体がうまく使えず、**運動能力が低下**します。

さらにS字カーブは、歩くときの衝撃が直接、頭に響くのをやわらげるクッションの働きもします。このカーブが変にゆがむと、歩くときの衝撃がうまく分散されず、頭に負荷がかかります。

負担が集中したパーツは痛みを引き起こすばかりでなく、ほかの部分のゆがみも誘発。それがさらに別の痛みを引き起こすことがあります。

代表的な例が、頭を支えている首の骨、「頸椎《けいつい》」でしょう。

ねこ背になると、成人なら5キロほどもある重たい頭が前方に落ち込み、頭部を支える頸椎に負担が集中します。

すると、頸椎にかかった過度な負担をなんとか支えようとして、首や肩の筋肉が硬直して血流が悪くなり、肩こりの症状が現れます。

頸椎がゆがむと、脳への血流も悪くなるので、目が疲れやすい、目がかすむ、頭がボーっとする、集中力が続かないなどの症状を経験する人も出てきます。

最終的には、体液循環も悪化し、身体が冷えてむくみ、生命力がダウンしてしまいます。新陳代謝が鈍るので、老化に似た症状も出ます。

見た目だけでなく身体の内側からも、老化が進んでしまうのです。

ねこ背を改善すると、痛みがなくなり、身体が軽くなり、内側から若く美しくなるのは、こうした問題が、取り除かれるからなのです。

生まれながらにして、ねこ背の人はいません

さまざまな理由で成長するにしたがい、背骨にゆがみを生じるのです。

さあ、いよいよ、その原因を見ていきましょう。これを知ることで、「ねこ背」を改善することができるのです。

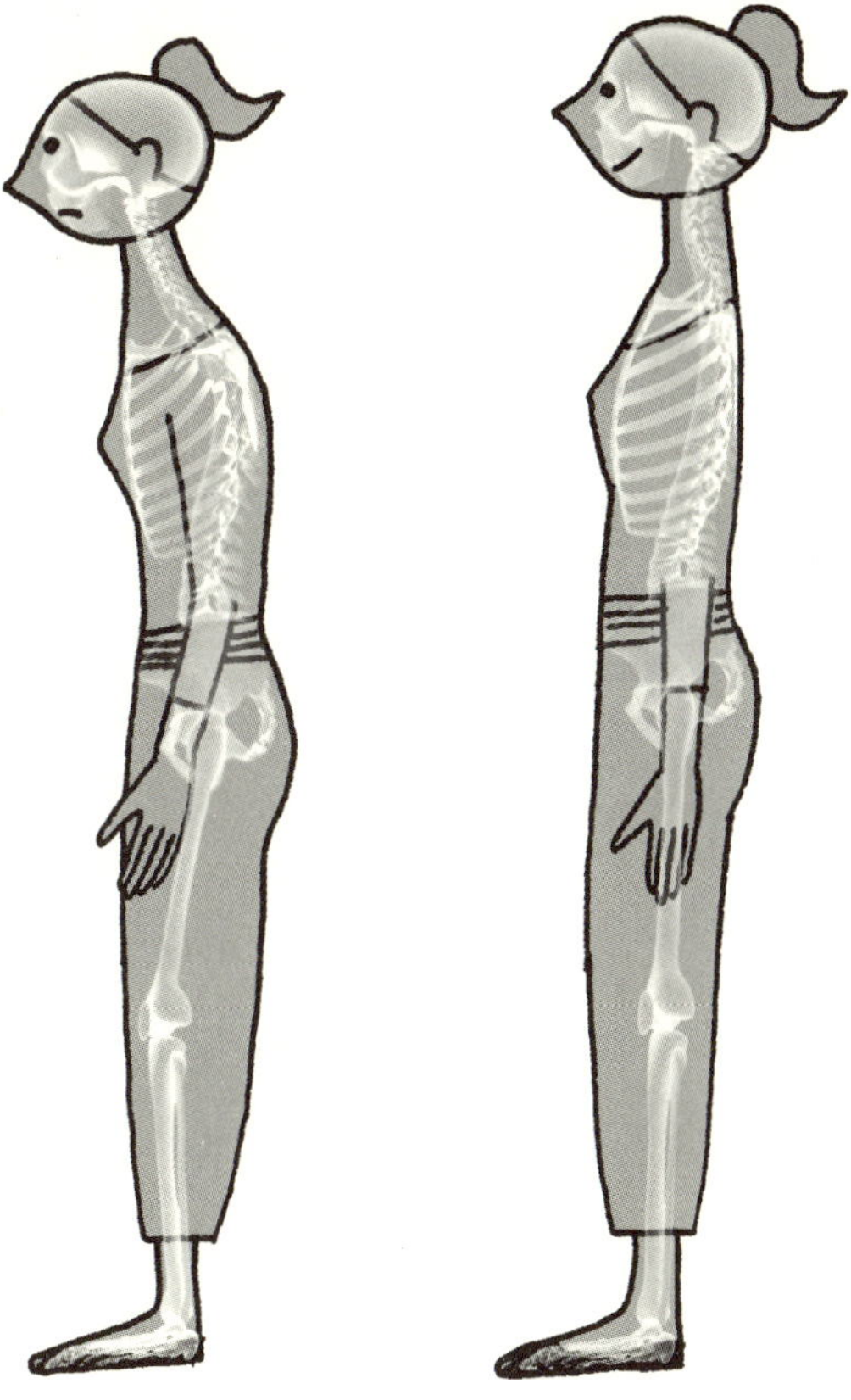

「日本人」にはなぜ、ねこ背が多いのか？

見た目の悪さやさまざまな痛み、不調の原因となる、ねこ背。

日本人の〝ねこ背率〟は、７割以上とも言われています。

少なく見積もっても半数以上は、ねこ背であると思われます。

日本人にこれだけ、ねこ背の人が多くなったのは、パソコンや携帯、ゲームなど、下を向く姿勢をとるライフスタイルが多くなったという背景もあるでしょう。でも、治療院で多くの患者さんと接するうちに、そうした**生活習慣以外にも、もっと大きな理由がある**と確信するにいたりました。

それは、〝日本人だけが持つ特徴〟と言っていいでしょう。


ここでちょっと思い浮かべてみてください。

欧米人に、ねこ背は少ないと思いませんか？

また、同じアジア人なのに、中国人や韓国人に、ねこ背の人はあまりいないように思いませんか？　どちらかというと背筋をピンと張っているイメージのほうが強いでしょう。

治療院を訪れる、すべてのねこ背の方が備えていた、日本人ならではの原因とは、**「ねこ背は精神状態に負うところが大きい」**ということです。

「ねこ背」というと、私たちは、単に背骨が丸まっていると考えがちです。医学的知識がある方でも、〝ねこ背は、腹筋や背筋が弱って背骨を支えきれなくなって起こるのだ〟と思い込んでいます。

ですが実際はそうではありません。それらは、あくまで結果です。

本当の原因は別のところにあるから背中が丸まり、背中が丸まるから、腹筋が弱るのです。

私たち日本人が、ねこ背になってしまう最大の原因は、「精神的なもの」なのです。

ねこ背というのは、〝姿勢の悪さ〟ではありません。

私たちが心の中に秘めている**「自信のなさ」「うちひしがれた気持ち」「屈服させられている状況」などを身体で表現しているの**が、ねこ背なのです。

◆この「マインド」が、ねこ背をつくり出す

「ねこ背が精神的なものだなんてことはない。自分は今落ち込んでいないし、精神状態も悪くない」と思う方もいらっしゃるかもしれません。

でも、そう言う方でも、日本人特有の気質である「まわりの人に遠慮する気持ち」「グループの中で目立ちたくないという思い」が、心のどこかにあるのです。その無意識に「他人に気がねする心」が、ねこ背をつくっているのです。

このことに気づいてから私自身の過去を振り返ってみると、確かに、遠慮して自分を出さないようにしていた時期は、どんなに親に注意されようが、学校の先生に定規を背中に入れられようが、決して、ねこ背が治りませんでした。

また、面白いことに、治療院を開業したばかりのころは、好きなことができる喜びで、いつも背筋がシャキリ伸びていました。ですが、妻に対しては、ま

だ経済的に貢献できていない申し訳ない気持ちがあったため、〝家の中だけ、ねこ背〟だったのです。

心と身体は、表裏一体。つながっています。

動物は、マインドに合わせて、体勢を変化させます。攻撃しようとしているときは肩を怒らせ、おびえて身を守ろうとしているときは、背を丸めて身体を小さく見せます。人間もこれと同じです。

消極的なマインドでいるときには、縮こまって背中を丸め、目立たない姿勢

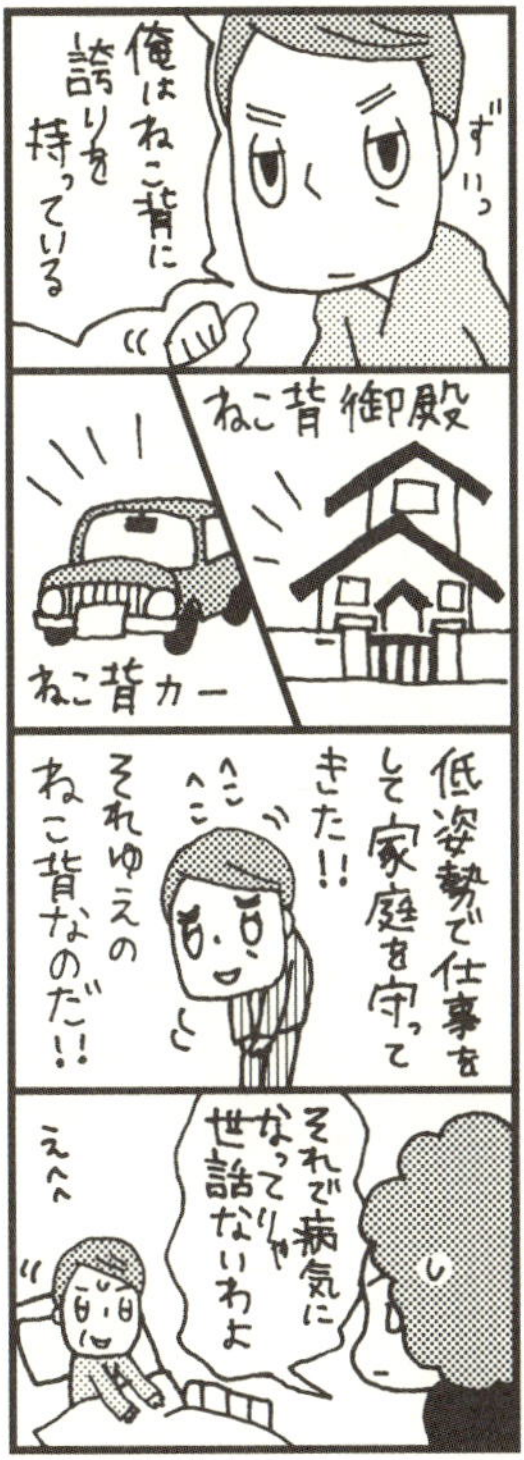
ずいっ
俺はねこ背に誇りを持っている
ねこ背御殿
ねこ背カー
低姿勢で仕事をして家庭を守ってきた!!
へこへこ
それゆえのねこ背なのだ!!
それで病気になってりゃ世話ないわよ
えへへ

でいるほうが安心できるのです。

消極的なマインドのまま、無理に背筋だけ伸ばしてみても、本心に合わないので、つらくて維持できないのです。

常に自分を抑えてまわりの人へ配慮することを優先し、気後れする気持ちがあると、ねこ背でいるほうが楽になり、やめられなくなってしまうのです。

この事実を、すべてのねこ背の方に知っていただきたいと思っています。

気持ちは、必ず、姿勢に影響します。

まわりの人を観察してみてください。

ねこ背で堂々とした人はいないでしょう？

ねこ背で自信満々の人というのも考えにくいでしょう。まれに見かけますが、そういう方は、基本が屈折しているケースが多いものです。

逆に、もっと尊敬されたい、もっと注目されたいと、力が入りすぎている人は、胸をそらしすぎていることが多いものです。

マインドが、ねこ背をつくっていることを知れば、ねこ背の原因の8割くらいは、取り除かれたのも同然です。

自分の基準で考えよう! 自分の気持ちも大切にしよう!

日本人のほとんどは、自分がどう思うかよりも、他人の意見や気持ちを優先しがちです。思いやりがあり、他人を尊重する文化は、世界的に見ても貴重で尊いものだと、私は思います。

でも、遠慮しすぎて自分を押し殺してしまうと、ねこ背を招いてしまうのです。

ですから、**ねこ背にならない心をつくるには、日本人の素晴らしい美徳である心遣いは持ちつつも、「自分がどうしたいか」をしっかり見つめること**から始めましょう。

これは、決して、他人をないがしろにしていいという意味ではありません。

他人を思いやりながら、自分の考えも尊重するようにすればいいのです。

たとえば、みんなでなにを食べにいこうか決めるときも、気を使うあまり「どこでもいいよ」「合わせるよ」などと言ってしまうことはありませんか？

でも、今日は体調がイマイチだと思ったら、素直に「あっさりしたものが食べたい」と意見を伝えても、誰にも迷惑はかかりません。

トンカツ屋に決まってしまい、食べられずにゲッソリしているよりも、何倍もお互いにとっていいはずです。そこまで自分を押し殺す必要はないのです。

他人と関わるときは、まず、自分がどう思うかを常に考え、必要なことは、相手にも伝えるようにします。そのうえでお互いに妥協できる点を見つければいいのです。

やってみれば、意外と簡単なことです。それに、**自分を大切にするのは、案外、気分のいいもの**です。

今まで最優先していた「人への気遣い」、そしてちょっと「後回しにしていた自分自身の思い」の順番を入れ替えることを、意識するだけでいいのです。

「わが道」を大切にしながらも、まわりにも気を配る、それがこれからの日本人としての理想的なあり方ではないか、と私は思っています。

そうしたことを心がけられるようになれば、深い自信に裏打ちされた、背筋の伸びた美しい姿勢が、自然にあなたのものになるはずです。

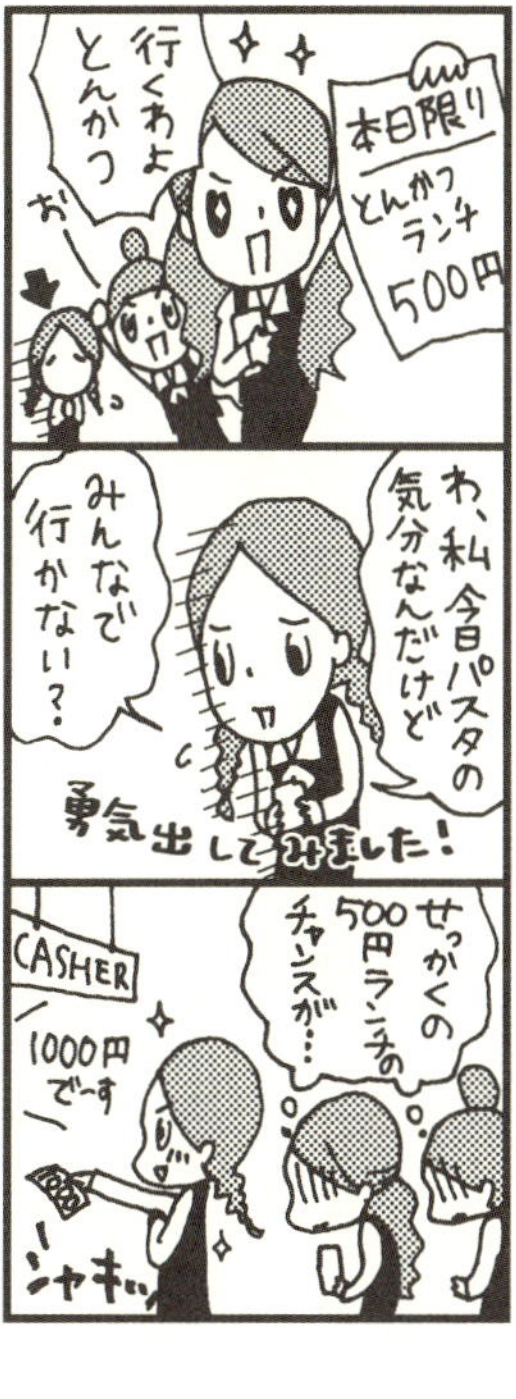
本日限り
とんかつランチ
500円
行くわよ
とんかつ
お
わ、私今日パスタの気分なんだけど
みんなで行かない？
勇気出してみました！
CASHER
1000円でーす
せっかくの500円ランチのチャンスが…
シャキッ

〝前向きな人〟に生まれ変わるための、超「具体的な方法」

「自分の基準で考え、自分を大切にすればいい」と理解はできても、長年しみついた習慣を変えるのに時間がかかる人もいるでしょう。

そこで、自信にあふれた前向きな自分に生まれ変わるための、具体的なテクニックをお教えしましょう。

それは、**毎日、どんなことでもいいので「成功体験」を3つ見つけて自分をほめる**という方法です。

「成功体験」といっても、なにか特別に大きなことを達成しなくても大丈夫です。会う人すべてに元気に挨拶をする、自分で決めた時間までに掃除を終わらせるなど、**絶対にできるという簡単なレベルの目標を設定するのがコツ**です。

私たちは、自分で思っている以上に単純です。

自分で自分をほめるだけでも、気持ちが明るくなってやる気が出ます。できるとわかっている簡単なことであっても、ちゃんと決めた目標を達成して自分をほめると、次も頑張ろうという気になるのです。

ですから、これを毎日繰り返すとドンドン自信がつき、前向きな気持ちになって姿勢が正されていきます。

おすすめのテクニックが、もう一つあります。

それは「いいこと探し」の達人になること。

特別に目標を設定しなくても、自分でできたこと、やり終えたこと、さらには外見でも話し方でも、性格でも、なんでもよいから自分をほめるのです。

時間通りに出社した自分は約束が守れて素晴らしい、電車の中でお年寄りに席をゆずった私はなんて優しいのだろう! 私の爪の形は誰よりも可愛らしい……など、本当になんでもいいのです。

そしてまた、**自分だけでなく、他人のことも、ほめてほめまくりましょう。**

「ネクタイがおしゃれですね」「髪型が素敵」など、目につくところから始めるのがやりやすいでしょう。慣れてきたら、性格もほめてみます。

短所というのは、見方を変えれば長所になるもの。

細かい➡几帳面《きちょうめん》、引っ込み思案➡奥ゆかしい、口うるさい➡自分のことを心配してくれている……などという具合です。

人のよいところを見つけてほめるほど、あなたの自信が増していきます。

え？　なぜ自分でなくて他人をほめることが、自分の自信アップにつながるのかって？

不思議に思われた方のために、ここで人間の脳の特性について、お話ししましょう。

実は、脳は「主語」を認識することができません。

たとえば、**「あなたは有能だ」「あなたはオシャレだ」と他人をほめたとしても、脳はすべて自分のことだと判断します。**ですから、人に対してほめ言葉を発する機会が多ければ多いほど、「自分はすごい」「いろいろなことができる」と脳が思い込み、グングン自信が増していくのです。

もう一つの「ねこ背の真実」

残念なことに、「いい姿勢を続けていれば、そのうち骨を支える筋肉が育ち、正しい姿勢が身についていく」と思っている方が多くいます。

でも、いくら「いい姿勢」でいようとしても、ちっとも筋肉が育つ気配はなく、ちょっと気を抜くとすぐにまた、ねこ背に戻ってしまう。意識しても、しても、背筋が丸まる……。

こんな挫折を繰り返すうちに、あきらめてしまった人は多いのではないでしょうか?

このやり方で、ねこ背が治らないのは、**実は、姿勢を維持するために一番重要なのが、筋肉ではなく、骨格だ**ということを知らないからです。

本当によい姿勢は、やはり、骨が正しい位置にあります。

もちろん筋力は必要です。でも、いい姿勢を保っているときの主役は「骨」であって、筋肉はあくまでも脇役なのです。

極端な運動不足や、病的に筋力が弱っているというレベルでなければ、筋力不足で姿勢が悪くなってしまうというのは、あまり考えられません。

姿勢をよくするために、いくら筋肉を鍛えても、「骨を正しい位置に維持するポイント」を知って実践しない限り、気を抜くと永遠にねこ背に戻ってしまうことを繰り返します。

私たちの身体の組織の中で、一番丈夫にできているのが「骨」です。筋肉だけではなく、骨にもしっかり仕事をさせましょう。そうすることで身体にとって一番楽でいい状態をキープすることができます。

それでは、骨があるべき位置におさまる、正しい姿勢を見ていきましょう。

一般的に思われている、「胸を張って背筋をピンと伸ばした姿勢」がよい姿勢なのではありません。この体勢は、無理に上体をのけぞらしているので、筋肉に余計な負荷がかかっています。

強引につくった「よい」姿勢は長続きしません。

身体は、楽なほう、心地いいほうに流れます。

この状態が正しい姿勢だと思い込んでいる限り、ねこ背が治ることはまずないと思って間違いありません。

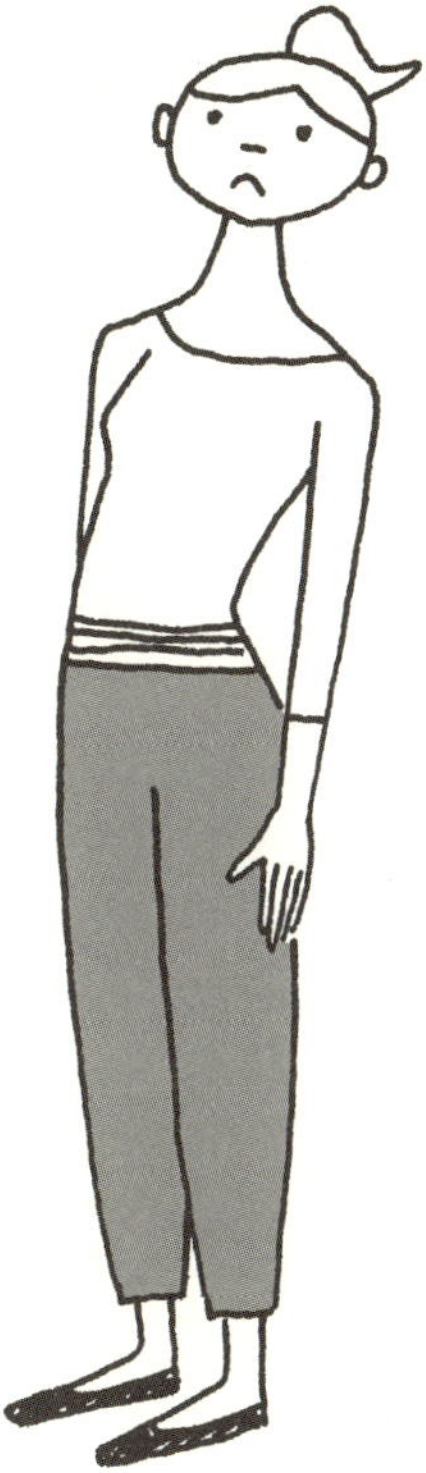

絶対〝ねこ背にならない〟たった一つのポーズ

骨を正しい位置にキープし、苦もなくできる自然なよい姿勢とは、どんな体勢なのでしょう？

実は、〝ねこ背にならないポーズ〟が一つだけあります。そこにこそ、ねこ背を治す鍵があります。

自然と正しく骨が使えるようになる体勢とは、「ひざ立ち」です。

これは、「立っているときの正しい骨の使い方」を学ぶのに最良の体勢です。

ひざ立ちをすると、骨盤と背骨が、太ももにある大腿骨《だいたいこつ》という太い骨に支えられ、骨にしっかりのっている状態になります。

そのおかげで、無理な力をかけずに、正しい姿勢になれるのです。

このことからも、正しい姿勢は、筋肉が中心となって支えているのではなく、骨が主役でサポートしているということがわかりますね。

さて、ひざ立ちをしてみて、立っているときのひざから上の骨の正しい使い方がわかりました。次に、ひざ下をどう使ったらいいかをお教えしましょう。

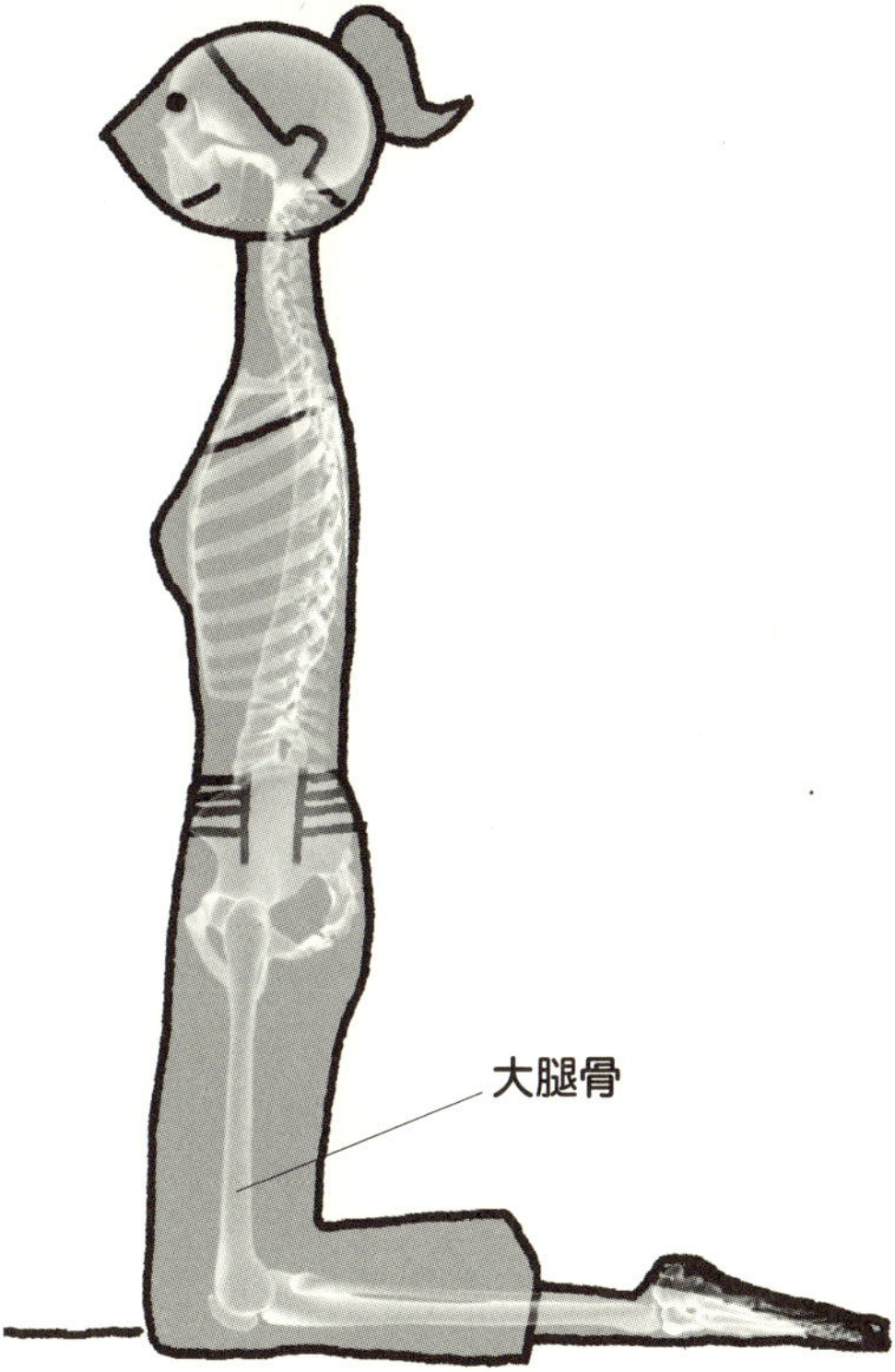

「立ったまま休むことができる！」本当にいい姿勢はこれだ

ひざ立ちでは無理なく背筋を伸ばすことができたのに、**なぜ、足の裏で立つとねこ背に戻ってしまうのでしょう?**

それは、**ひざ立ちの場合、体重をのせる位置がひざ一カ所に限定され、正しい位置以外で支えることがない**からです。

足の裏で立つと、ほとんどの方がつい今までの習慣で、ねこ背用の場所に重心をかけてしまいます。そうすると正しいポイントからずれて、ひざ立ちのときに体重をかけていた大腿骨に、きちんと上半身がのらなくなってしまうのです。ここで、すねにはどういった骨があるのか、イラストを見てみましょう。

ひざ下から足にかけて2本の骨があります。太い骨と細い骨、2本の骨のうち、大腿骨に体重をかけるためには、内側の太い骨にのせなければなりません。

内側の太い骨にのせるためには、足の裏の太い骨に直接つながる位置に体重

をかける必要があります。それが下のイラストの「●」印の場所です。

足裏の中心よりもかなりかかと寄り、そしてわずかに内側（親指側）寄りですね。

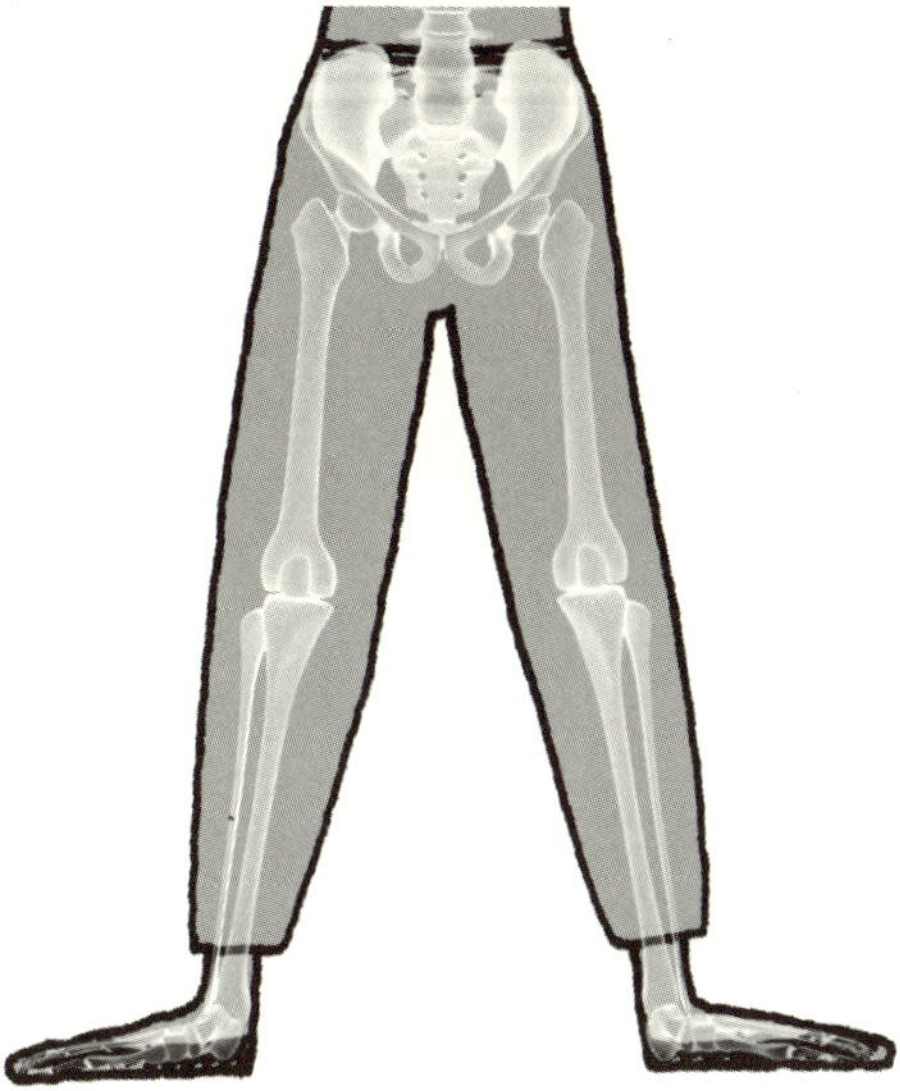

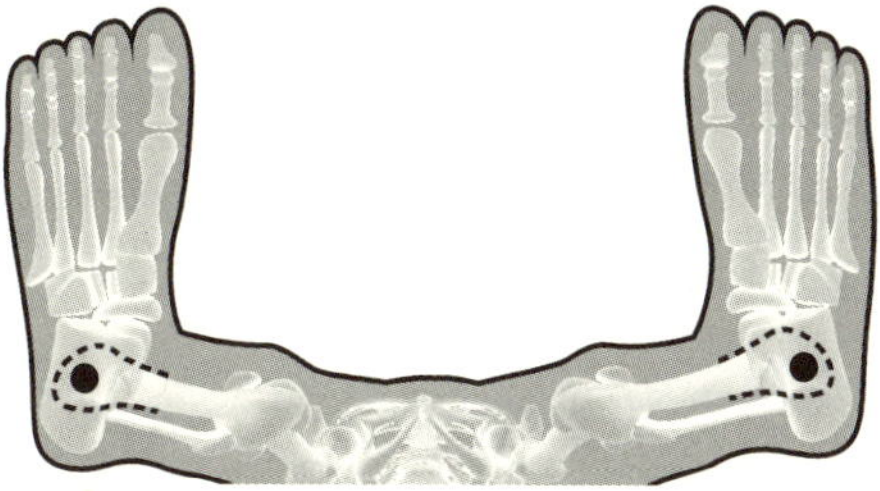

重心をかける位置を意識するだけで、正しくすねの太いほうの骨に上半身をのせることができます。

ここで、重心の位置が、ねこ背にいかに影響するか実感できる方法があります。まず、肩幅くらいに足を広げて立ち、よい姿勢をつくろうと力んだりせずに一番楽な姿勢をとってください。

その体勢のまま、かかとに体重をのせてみましょう。そうすると、どちらかというと後ろにそり気味の姿勢になるはずです。

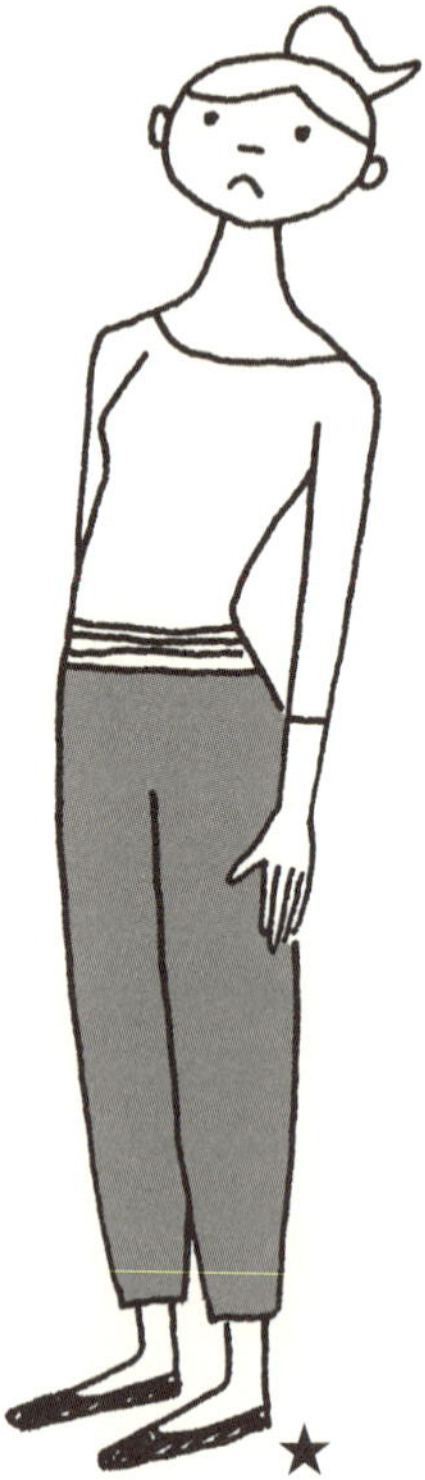

重心が後ろにいくほど
そり返る

次に、ゆっくりと体重をつま先のほうにかけるよう移動させます。

すると、足の真ん中あたりに体重が移った時点で、ねこ背になりはじめたことに気づきませんか?

体重を前にずらせばずらすほど、腰が引けて前かがみになり、最後にはバランスを取るためにかなり背中を丸めないと立っていられなくなるはずです。

体重が、後ろのほう（かかとのほう）にかかりすぎたり、前のほう（つま先のほう）にかかりすぎたりしているときは、背筋や腹筋に力が入っていることも実感できたかと思います。

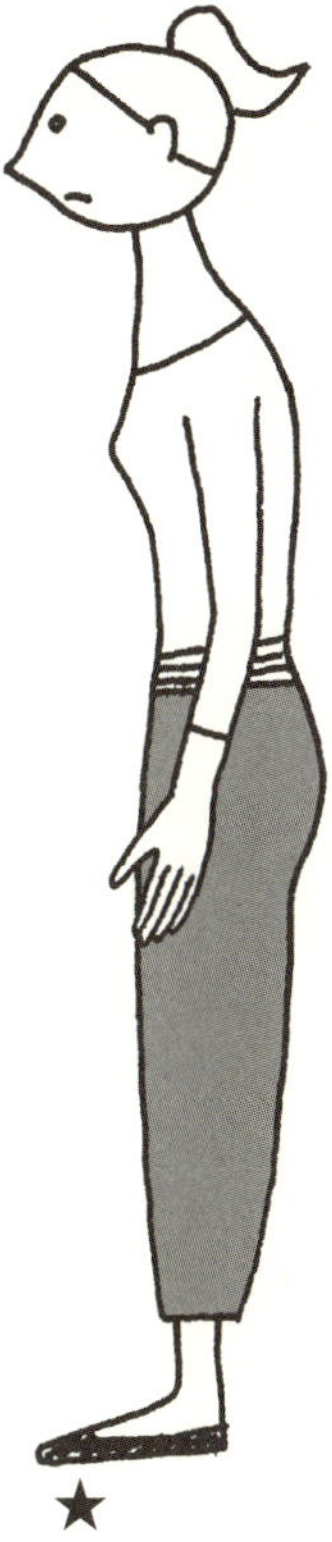

次に、71ページの足の裏のイラストの「●」の位置に体重をかけて、立って

みましょう。

すねの太い骨に大腿骨がのるよう、しっくりくるまで微調整してください。そして、すねの太い骨に体重をあずけることができたら、思いきって全身の力を抜いてみます。

〝立ちながら力を抜く〟なんて、やったことがなくて怖いかもしれません。でも、身体を支えるために必要な力だけは残りますので心配いりません。

無理に胸を張るのではなく、背中が伸びるよう背筋だけを意識しましょう。

どうですか？

「こんなに脱力していてもしっかり立っていられる！　立ったまま休める！」

これを知ったときのみなさんの驚きは、いつも本当に大きなものです。

これが、立っているときの正しい姿勢です。

どこにも無駄な力を使っておらず、無理がないため、立ったまま身体を癒《いや》し休めることができるほどです。

この姿勢が、ねこ背の人が目指すべき、身体にとってベストな状態なのです。

ねこ背の最大の原因は、「マインド」と「重心位置のズレ」。

これを知ったあなたは、今日から、ねこ背とさようならできます。

ねこ背になってしまう発端、その身体のスタートラインは、重心が前にズレてしまうことですから、普通の「ねこ背」であれば、その原因が改善されれば、自然とねこ背ではいられなくなります。治るというよりも、ねこ背の姿勢でいることができなくなるのです。自信に満ちたスッと伸びた姿勢は、まわりの人から一目置かれること間違いありません。

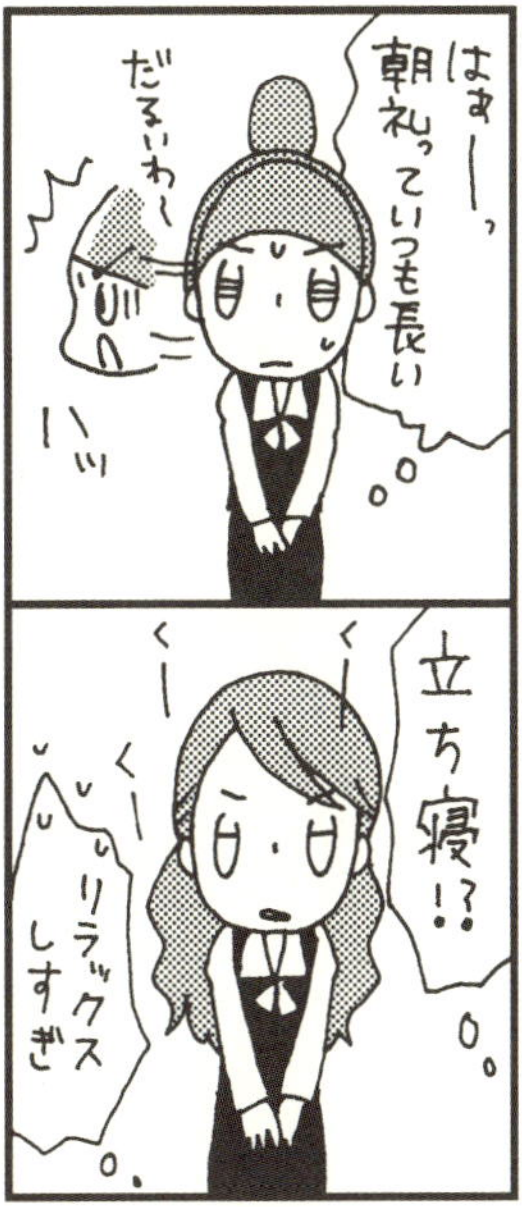
はぁーっ
朝礼っていつも長い
だるいわ〜
ハッ
立ち寝!?
くーくー
リラックスしすぎ

座っているときの、ねこ背を治すには?

座っているときも、キレイな姿勢、正しい姿勢でありたいけれど、ピンと伸ばした姿勢では作業がやりづらくて疲れてしまう……、ほとんどの方がそう考えています。

でもそれは、今までは無理に胸を張ったよい姿勢をとっていたからです。骨に体重をあずけている体勢なら、逆に背骨を丸めているほうが疲れてしまいます。果たして本当にそうなのか、ここで試してみましょう。

まず、坐骨《ざこつ》を意識して背筋の伸びた正しい姿勢で座ってみてください。

坐骨(左ページの上図参照)を椅子の上にまっすぐに立てるようにすると、左ページの下図のように先端がつながった三角形の二辺となり、上半身が安定します。坐骨は、前側が細く、背中に近づくにつれて太くなっているため、左右にグラグラせず、しっかりと背骨を支えてくれるのです。

そのまま1～2分、普段通りパソコンのキーボードを打つなどの作業をしてみましょう。

次に坐骨を椅子と垂直にせずに寝かせて、あえて背中を丸めて同じ動作をしてみてください。

どうでしょう? 身体、特に肩や首にかかる負担がグッと増したのを実感できたはずです。本当に正しい姿勢であれば、座って行なう作業が、想像以上にスムーズに快適に進みます。書くのも打つのも楽になるのです。

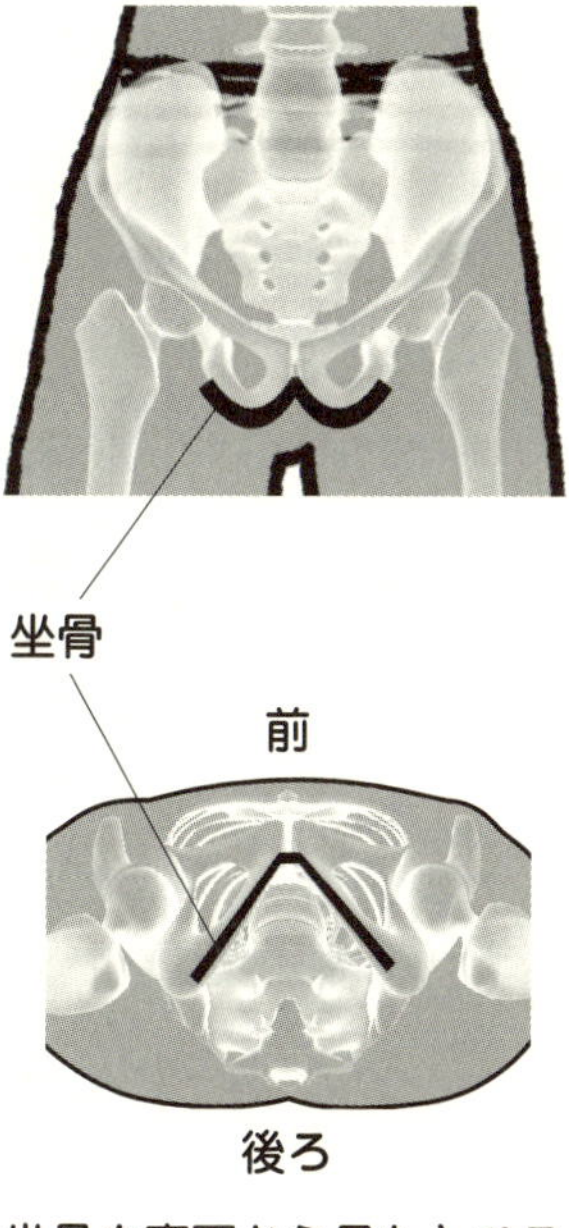

坐骨を真下から見たところ

これで一生背中が丸まらない、かなり意外な「10の習慣」

気持ちをポジティブに保ち、正しく重心をかければ、ねこ背は改善します。

でも、今まで身に染みついたマイナスの習慣を続けていたら、また再び、ねこ背を呼び戻す可能性もあります。

心と身体、両方から、ねこ背になりやすいクセをなくし、よい姿勢を維持できるような習慣を身につけましょう。

「心」の面から、ねこ背を癒す

人の悪口を言わない

ネガティブな発言は脳に入ると、自分のこととして受け止められてしまうため、自分自身が自信をなくして、ねこ背に直結。また、「よくないこと」とわかっていて言うと、やましい気持ちがねこ背を引き起こすことになります。

人をほめる

悪口を言うくらいなら、どこかよい点を見つけてほめまくりましょう。人をほめ続けることで、「よいことをしている自分」に誇りを持てるようになります。さらにポジティブな言葉をたくさん聞くことで脳が前向きになります。

大きな声で挨拶する

しっかりと声を出すことで元気な自分を周囲に印象づけると同時に、自分自身の気持ちもアップします。また、自分から声をかけるということは、自信の表れとして、よい姿勢につながります。

自分の両親にウソをつかない

やましいと思う気持ちが、ねこ背を引き起こします。家族以外の人にもウソをつかない心がけは大切ですが、自分を育ててくれた両親を欺《あざむ》くことの罪悪感は、思っている以上に大きいもの。両親にウソをつかず、親孝行をすればさらに堂々と胸を張れますね。

自分なりにリラックスできる工夫をする

緊張したり意気込みすぎたりすると、前のめりで肩に力が入った姿勢になります。その形のまま筋肉が固まってしまわないよう、日々身体を温め、リラックスできるなにかを見つけておきましょう。

「身体」の面から、ねこ背を癒す

パソコンや携帯を使うときは、こまめに休憩を入れてリフレッシュ

同じ姿勢でずっとなにかをしていると身体が固まり、さまざまな悪影響を及ぼします。最低1時間に1度は立ち上がり、歩いて飲みものを取りに行くなど、身体を動かしましょう。

青空を見る

日常生活では、どうしても下を向くことが多いもの。外に出たときや部屋の窓から、意識して青空を見上げれば精神的にもポジティブに。

なるべく歩く（階段を使う）

運動不足は全身の機能を低下させ、精神にも影響します。なるべく歩き、駅などでは階段を使って下さい。ふくらはぎが刺激され、全体の循環がグッとよくなり体調が整います。気持ちも前向きになり落ち着きます。

立ったときに重心チェック

まめに正しい重心の位置を確認することで、いい姿勢が早く身につきます。

半身浴

身体の冷えはすべての未病の元凶です。心臓に負担をかけずに長くお湯につかることのできる半身浴が、ねこ背の解消におすすめ。内臓までしっかり温めるために、30分以上は湯船に入るといいでしょう。38~39度の温度設定は絶対です。水位は、みぞおちと、おへその間のどこかに取ります。

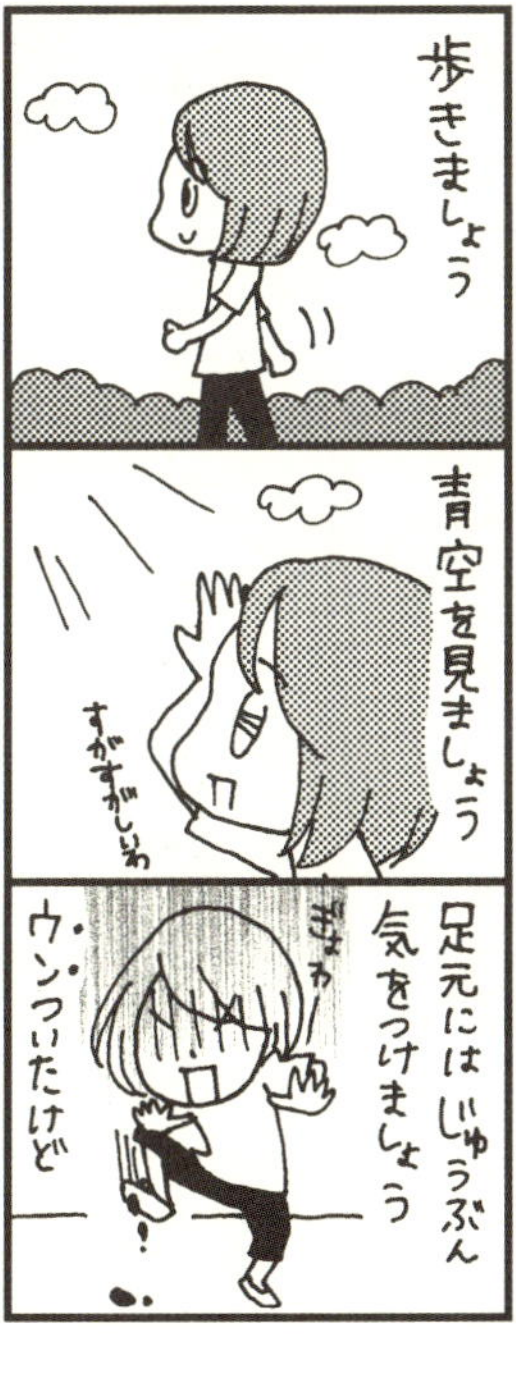
歩きましょう
青空を見ましょう
すがすがしいわ
足元にはじゅうぶん気をつけましょう
ウンついたけど

背骨の状態をチェック！あなたの「ねこ背レベル診断」

さあ、それでは正しく骨に体重をのせる方法を知ったところで、今のあなたのねこ背の状態がどの程度なのか診断してみましょう。69ページで行なったひざ立ちをもう一度行ないながら、横から鏡で自分の姿を見てみましょう。

ねこ背レベル1（軽度）

鏡を見ると、ねこ背が治っていて背筋が楽に伸びた方は、初期のねこ背。重心の位置を戻せば、ねこ背が治ります。なにも心配いりません。ここまで読んでこられただけで、すでに改善しているはず。

ねこ背レベル2（回復可能）

鏡を見ると、ねこ背は治っているけれど、背筋が張ったり苦しかったりするなら、レベル2のねこ背。背中の硬直化が始まっています。でも、78ページでご紹介した「10の習慣」に気をつけていけば大丈夫です。また「背骨ぐんにゃ～り体操」（84ページ参照）を試すのもよいでしょう。日頃の習慣と心の持ち方を意識して正せば、知らず知らずのうちに背筋は伸びていきます。

ねこ背レベル3（深刻な状況）

本当に稀にですが、ひざ立ちをしてみても、ねこ背が治らない場合がありま す。これは深刻な状況ではありません。ですが、気を落とさなくても大丈夫です。「10の習慣」（78ページ参照）を見直すことに加えて、「背骨ぐんにゃ～り体操」（84ページ参照）や、大腰筋を鍛える「ナンバ歩き」（127ページ参照）、「かめ背」への対処法（86ページ参照）を日々実践していただければ、着実に回復します。

治療院でも60歳を超えたご婦人が、ワークを取り入れて実践したところ、曲がったまま硬直していた背中が、数カ月で伸びてきたことがあるのですから。

コラム

背骨ぐんにゃ〜り体操

ねこ背チェックで、レベル2やレベル3にあてはまった人に、特におすすめなのが、この「背骨ぐんにゃ〜り体操」です。

この体操は、背骨の上に正しく頭がのるので、悪い姿勢をとっていたときの負担から背骨も筋肉も開放されます。脳への血流も増すので頭もクリアにすっきりします。

同じ姿勢を取り続けたときや退屈な作業をしているときに、リフレッシュを兼ねて行なうのもいいでしょう。余分な力みの取れた、ナチュラルな美しい背骨があなたのものになります。

「あの人っていつもキレイ」なんて噂されるかもしれません。

①両足でひざ立ちになります。

ひざ立ちになることで、頭が正しく背骨の上にのります。

②肩の力を抜いて両手をだらんと下にたらし、前後左右、あらゆる方向にゆらゆら揺れてみましょう。

1～2分も行なえば十分です。

ゆっくりと立ち上がって終わります。

1～2分ゆらしたら
ゆっくり立ち上がる

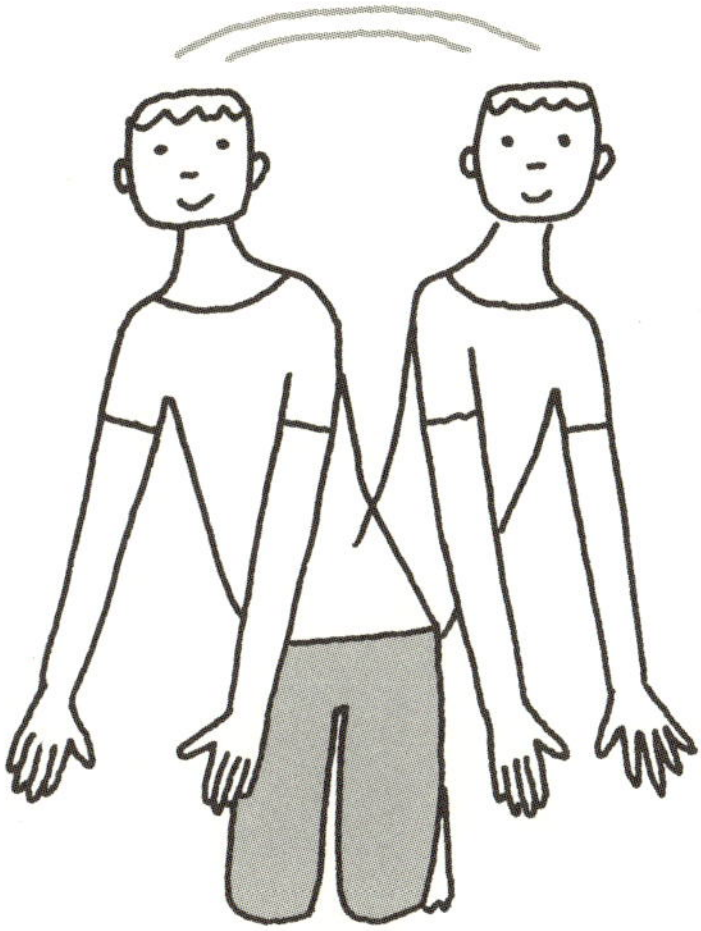

重症だけど大丈夫！　背骨カッチカチの「かめ背」になったらこの処置を！

ねこ背が重症になると、いざ伸ばそうとしても背骨がガチガチに固まってしまって伸ばせなくなってしまっています。これは、ねこ背を通り越して、「**かめ背**」と呼んだほうが適しているような状態です。

「かめ背」の方は、いくら背筋を伸ばそうとしても、固まっている部分はそのままの形です。硬く丸まった背中は微動だにせず、動けるところだけで伸ばしている状態になります。**ここをほぐさずに体操を続けていても、「かめ背」は治りません。**こうした方は、正しい身体意識を持って生活してもらうほかに、矯正というステップが必要になります。

ここではその方法を簡単にお伝えします。

最初に、背骨をやわらかくします。

それには、たとえば**「60分以上の半身浴」**と、**「背骨ぐんにゃ〜り体操」**（84ページ参照）が有効です。半身浴は38〜39度の温度設定を必ず守ってください。水位はおへそから、みぞおちまでのどこかに取ります。半身浴の後半に、この「背骨ぐんにゃ〜り体操」を入れてもいいですね。

「背骨ぐんにゃ〜り体操」はいつ行なっても効果がありますが、半身浴の後や半身浴中にやってもらうと、より効果が増します。血行がよくなってほぐれているところに、さらに体操でグニャグニャにするので、素晴らしい相乗効果があります。

さて、背骨がやわらかくなったら、**今度はその背骨に矯正をかけていきます。**方法はいくつかありますが、その中でも、もっとも簡単で安全な方法をご提案します。

まず、タオルか（タオルは適当な厚さにたたんで使用。ロールケーキのように丸めて使ってもＯＫです）、座布団か、枕を用意します。

それを背骨の曲がっている部分に当てて、あお向けに寝てください。こうすることで曲げられなかった場所がぐ〜っと伸びます。やわらかい素材のものを使って、自分の体重と重力を利用する方法なので安全です。

無理なストレッチは逆に身体を悪くすることもありますが、この方法なら安心しておすすめできます。

下に敷くものが高すぎると、負荷が強くなります。丸めたタオル程度の高さでも十分効果が出ますので、そこはご自分で調整してみてください。

私が「何センチ」というよりも、「ご自分の感覚」のほうがアテになります。伸ばして気持ちよければ正解、苦しいと感じたら不正解です。〝もっとも気持ちいいと感じる高さ〟に調整してください。

また、置く場所は1センチも違えば感覚も違います。そこは微調整をして、もっとも気持ちいいと感じる場所を探してください。

何分という時間も、感覚でOKです。

何分か伸ばしていると、次第に、「気持ちいい➡苦しい」に変わってきます。**苦しさを感じはじめたら終了です。**わかりやすいですね。

高さにしても時間にしても、苦しいと感じたら身体にダメージがあるということです。気持ちいいと感じるように行なうのがポイントです。

その中間の、痛いと気持ちいいが同居した〝イタ気持ちいい〟は、気持ちいいが圧倒的に勝っていれば大丈夫です。ちょっとつらいかな、というところで止めるのがコツです。

これを毎日、繰り返してください。

どの時間帯でも大丈夫ですが、寝る前に習慣づけるとよいと思います。

半身浴　➡　背骨ぐんにゃ〜り体操　➡　重力を使ったやさしい背骨矯正

この流れは素晴らしいですね！

この流れに、本書で紹介した重心の位置や全体呼吸などの「正しい身体意識」が加わると、ねこ背のそもそもの原因も取り除かれるわけです。

前かがみの作業が多い人は、固まる前にちょくちょく伸ばしてリセットしてください。

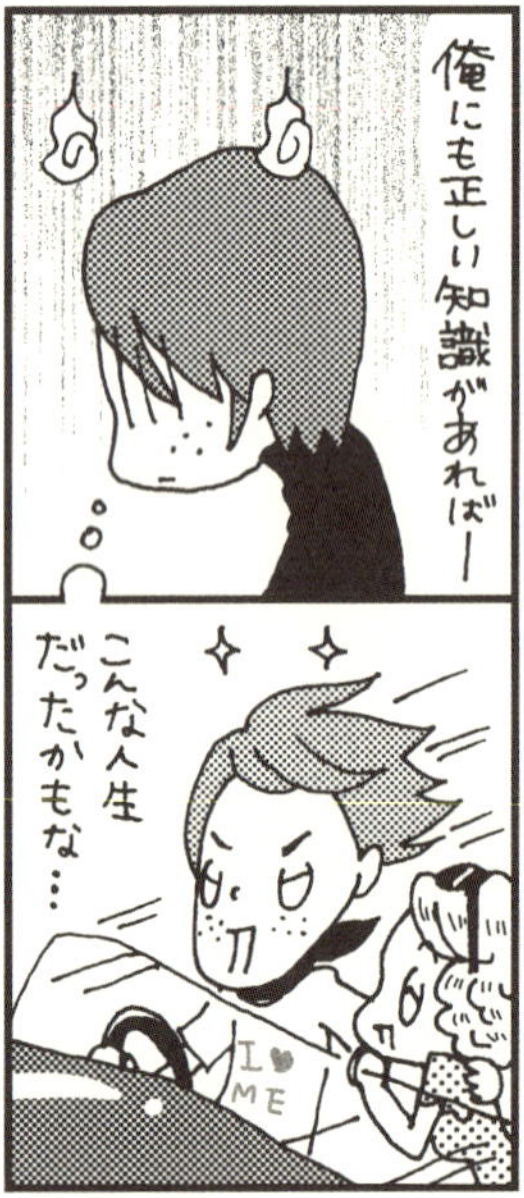
俺にも正しい知識があればー
こんな人生だったかもな…
I ♥ ME

3章

知るだけで、心がカラッと晴れて強くなる!

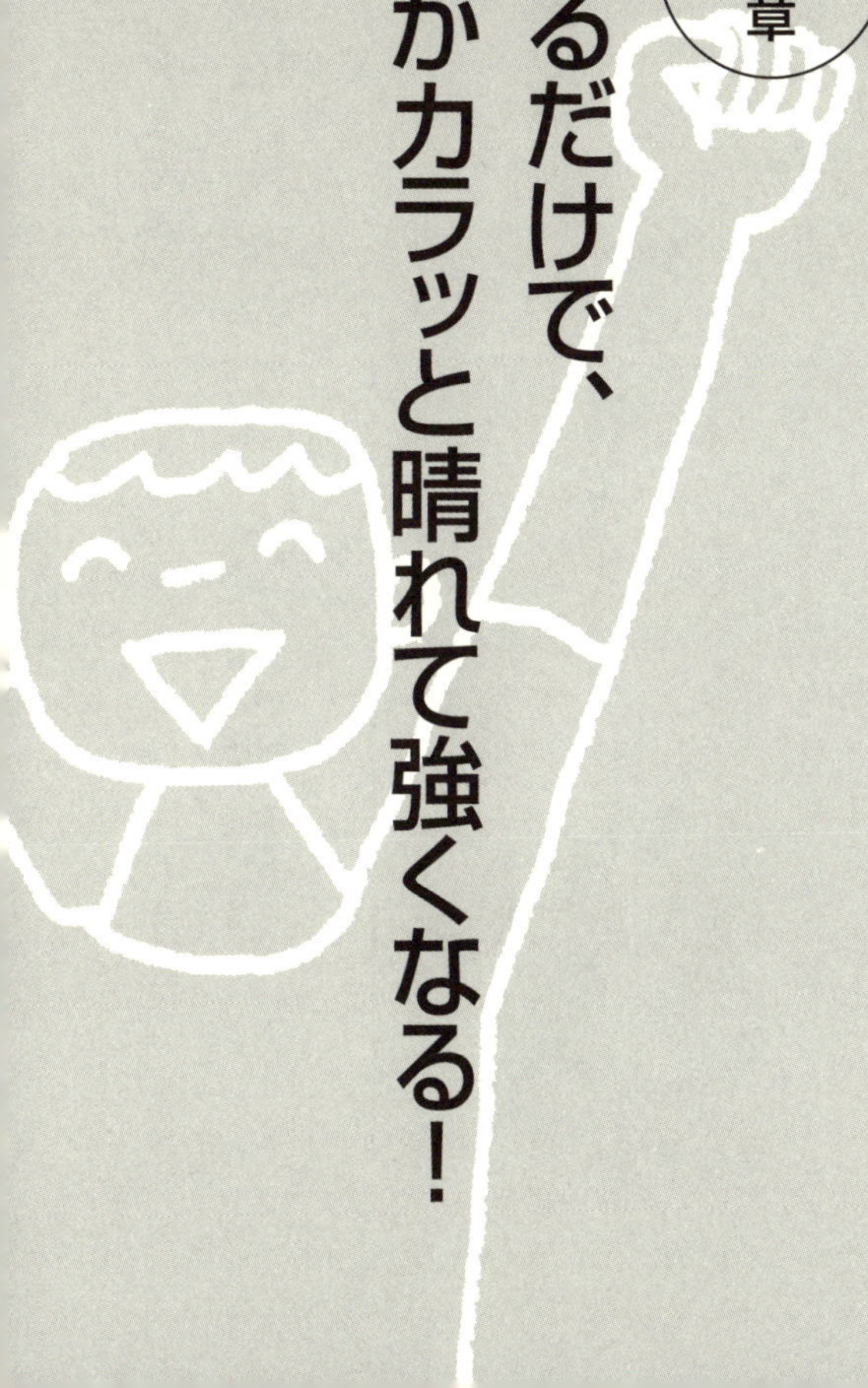

試して実感！気持ちは姿勢でこんなに変わる

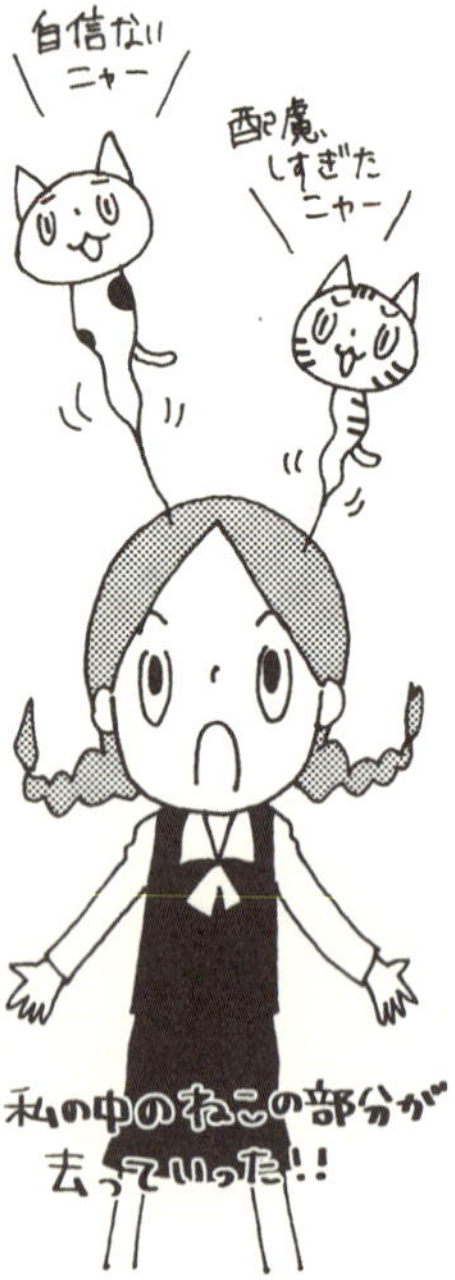
自信ない
ニャー
配慮しすぎた
ニャー
私の中のねこの部分が
去っていった!!

誰にでも落ち込んだり、嫌なことがあってショックで意気消沈したりすることはあるものです。

そして、〝それは精神的なものであって身体とは無関係〟、つまり、身体が原因になっていることはない、というのが世間の常識です。

2章では、気持ちが、ねこ背の姿勢をつくっていることをご説明しました。「根本的な自信のなさ」や「人に必要以上に配慮する気持ち」が、ねこ背の原因になっていたのでしたね。でも実は、逆もしかり、**姿勢もメンタルに大きな影響を及ぼしている**のです。

心と身体はお互いに働きかけ、影響を与え合っています。ですから、**「姿勢を正せば、気持ちも正しく前向きになる」**というのも、また真実なのです。

それを身体で感じてもらうために、患者さんにいつも試してもらっているワークがあります。「すごくよくわかった!」と大好評なので、ぜひ、一緒にやってみてください。

①まず、わざとねこ背になってください。
②その姿勢のまま、心配ごとや悩みごとについて、クヨクヨと考えてください。
③次に、ねこ背にしたまま、「私はすごいんだ!」と、明るく前向きに考えようとしてみてください。

クヨクヨ悩むことは簡単にできたと思いますが、ポジティブになるのは難しかったのではないでしょうか？

このワークでわかるように、**ねこ背の人は、常に悪い姿勢でいるため、どんな状況においてもネガティブに考えがちです。**

24時間、気持ちに「マイナス修正」がかかっていると言ってよいでしょう。悪いことが起きれば、普通の人以上に落ち込んだりやる気をなくしたりしますし、なにか「いいこと」があったとしても、心の底から喜びきれなくなってしまうのです。ねこ背の人にうつ病を抱える人が多いのは、これが理由です。

逆のワークも試してみましょう。

①ねこ背をやめて、正しい姿勢をつくります。
②先ほどと同じように、悩みごとをネガティブに考えてみます。

この時点で、試した患者さんの多くは、「やろうとしてもできない！」と、苦笑いをします。なぜなら、いい姿勢でいるときは、次から次へとポジティブな考えが浮かんできますし、「なんとかなる！」という自信も湧いてくるからです。

③今度は正しい姿勢のまま、悩みも未来も、前向きに考えてみてください。正しい姿勢でいるときは、〝落ち込もうとしても落ち込めない強い心〟が手に入るのです。

「前向きに考えることは簡単にできる」と誰もが口を揃えて言います。

人間は、基本的に前向きな生き物。身体に備わる自然治癒力などを見ても、健康で幸せになるために生まれてきていると言えます。

誰もが、よりよい人生を送りたいと希望を持ち、壮大な夢を描き、それらを叶えるために努力し、学習する能力も備えて生まれてきています。

ところが、ねこ背の姿勢を取ると、常に後ろ向きの思考をしてしまうようになり、自分で自分の人生の可能性を狭めてしまうのです。

これは非常にもったいないことです。

◆ポジティブ思考は、どんな姿勢でつくられる?

私たちの「感情」は、決して、コントロールがきかないものではありません。姿勢を変えるだけでも、大きく気持ちが変わることを知ってください。

たとえば、無理に胸を張って威張ったような姿勢をつくると、心もその通りになります。無理に意気込んだハイテンションとなって、ちょっと傲慢な思考回路になります。冷静な判断ができなくなりがちです。

ですから、**ねこ背を治して、正しい姿勢を取ることで、生まれつきのポジティブ思考ができる下地が整います。**クールさと冷静さを保ちながら、明るくプラスに考えることができるようになります。

このように、姿勢を正しく変えれば、気分を明るく変えることは可能なのですが、**限度があることも事実**です。**重症のうつ状態になってしまった場合は、姿勢とはまた別に原因がありますので、姿勢だけで改善するのは難しい**ことをお伝えしておかなければなりません。

日々のちょっとした落ち込みのケアには、姿勢を正すことは大変有効です。

「怒る」「悲しむ」は心の浄化——上手に整理して出すコツ

姿勢以外にも、うつな気分を晴らす方法があります。

それは、怒りや悲しみの感情を思いっきり発散させることです。

私たちは、普段、社会生活をしているときに、怒りや不満の感情を好き勝手に吐き出すことを、よいとは思っていません。時には、いい人に見られようとして怒りを抑えてしまうこともあるでしょう。

でも、怒りは、「心に積もった毒を吐き出す手段」です。

腹を立てたくなるのは、心に毒がたまっている証拠だからです。時々は、自分の内側から怒りを出しつくして、心を浄化することも必要です。

気をつけたいのは、怒りを発散させるときに、ほかの人を巻き込まないことだけ。心の毒素を他人にぶつけてしまったら、あなたにとってマイナスです。

心の毒素は、他人にぶつけずに、自分一人で解消すればいいのです。

具体的にどうすればいいかというと、**「大声を出す」「激しい運動をする」**といった行動に置き換えることで解消するのです。

一人カラオケで熱唱する、ランニングをするといった発散の仕方をすることで、無用なトラブルを引き起こすことなく、心をクリアにできます。

また、涙を流すことも心を解放し、心のプレッシャーを解き放ち、精神を直接清めることにつながります。悲しい気分になったら無理に抑えず、思いっきり涙を流しましょう。

悲しみの場合は、直接、自分自身に起きた悲しい出来事で泣いても、自分のことではなくて、泣ける映画を観るなどして涙を流しても、同様の効果が得られます。自分なりの気晴らし法を見つけておくといいでしょう。

"心の大好物"を、しっかり自分に与えよう

「大きな声で歌をうたう」「スポーツをする」「涙を流す」といった形で心の毒を解消していくたびに、心は浄化され、気分を落ち込ませる毒素が、スッキリ一掃されていきます。

心の大そうじがすんだら、**日常生活で「心にエネルギーを満たす方法」**が2つありますので、ご紹介しておきましょう。

これを知っておくと、感情のコントロールがうまくなり、側にいるだけでホッとできる癒し系の雰囲気や、優雅で魅力ある雰囲気を漂わせることができるようになります。

その方法とは、**"心の大好物"を意識して自分自身に与えること**です。

「人間の心が欲しているご馳走」には、2つあります。

一つめは、心によい影響を及ぼす「美しさ」を身のまわりに置くことです。

「美しさに触れること」を、ライフスタイルに組み込んでしまうのです。

人間は、生まれながらに「美しいもの」を好みます。「美しい！」と感動するたびに、誰の魂も清らかになるのです。美しいものは、脳波にもよい影響を与えることが医学的にも証明されています。

誰でもモヤモヤしているときに、感動できるものに触れたら気持ちがパーッと晴れたという経験が一度や二度はあると思います。

よく聞くのが、失恋してつらい思いをして傷心旅行に出たけれど、空気がよくて自然の美しい場所を巡っていたら、失恋したことなどどうでもよくなってしまって、楽しめたというものです。

美しいと感じるものに触れるだけで、気持ちは癒されるのです。だから芸術品には高い価値があるのでしょうね。心からキレイだと感動できるものであれば、生花でも絵でも、書でも構いません、モーツァルトなどの音楽でもいいのです。家の中に美しいものを絶やさないようにしましょう。

また、景色がよい場所に住んだり、定期的に美しい公園を散歩したりするのも一案です。インテリアもできるだけ心地よいと感じるものにしましょう。

ただし、同じ美しいものでも、「美男・美女」は心のご馳走にはなりませんので、ご注意を。

　人間の持つ波動は、その人の考えや心の状態によってコロコロ変わります。たとえ見た目が素敵でも一緒にいて癒されるとは限らないのです。残念ながら、外見の美しい人が、必ずしもあなたの心を清くしてくれるわけではないことを知っておいてください。

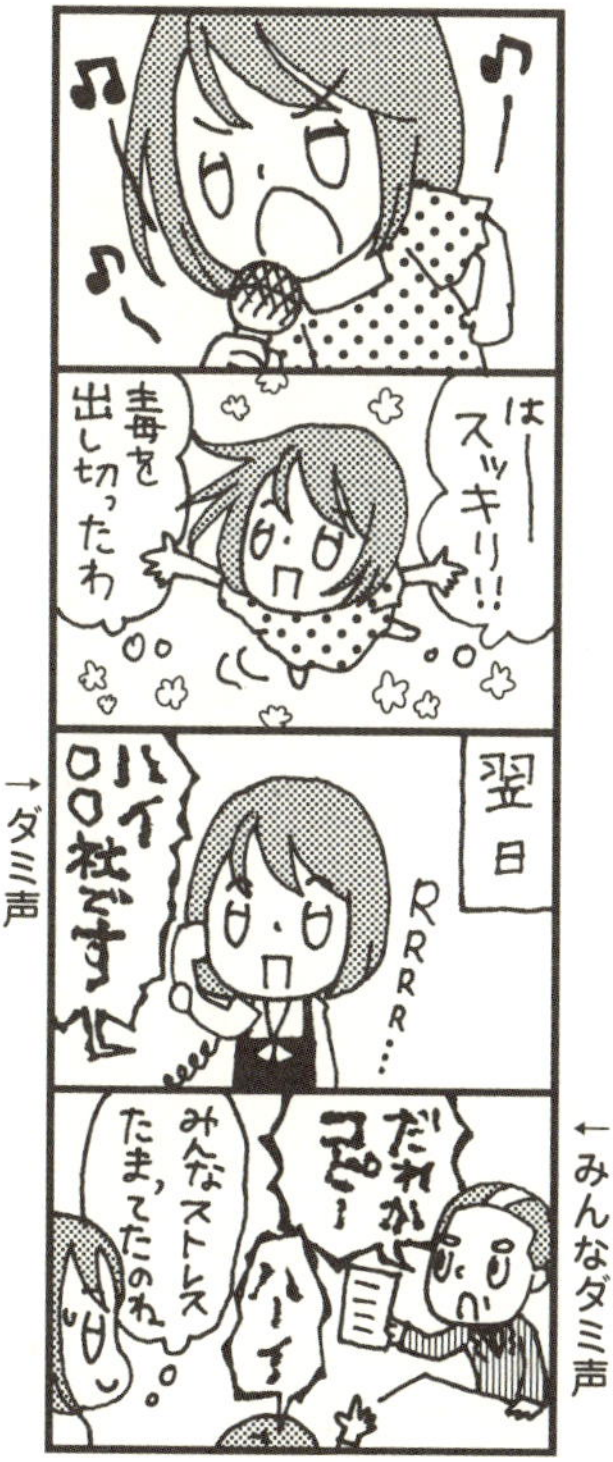
はーー
スッキリ!!
毒を出し切ったわ
翌日
RRRR…
ハイ○○社です
→ダミ声
だれかコピー
ハイ
みんなストレスたまってたのね。
←みんなダミ声

気分をクリアにしてくれる、もう一つの〝心のご馳走〟とは？

気分をクリアに保つもう一つの方法は、「感謝すること」です。

「ありがとう」と思い、口に出すことを習慣にしてしまうのです。

私たちの心は、誰かに感謝されれば、嬉しくなるものですが、実は感謝することも大好物です。

「なにかに対して有り難いと思う」——人は、それだけで幸せな気分になれます。

感謝するということは、今、自分が恵まれた状態であること、幸福な瞬間をハッキリと自覚し、認識する行為にほかなりません。

満足した心の状態は気持ちのすきまを埋め、心の傷を癒し、よい状態でいようとする力を生み出します。

「やらされている」と思って仕事や家事を行なえば、苦労ばかりが先に立ち、

心は傷ついて破れ、そのすきまが広がって、バラバラに壊れていきます。

でも、「仕事があるだけでも有り難い、家族がいてくれるだけで有り難い」と思った瞬間に、心のすきまは温かい感謝で修復されていきます。人間本来の前向きで生きよう、幸せになろうという力があふれ出てきて、くじけそうな場面でもふんばる力が湧いてきます。実際、クヨクヨしてストレスを抱えているときは免疫力が下がっていますし、笑顔でいるときは、免疫力が高まります。

意識して感謝の気持ちを持つようにすれば、ネガティブな考えが心を曇らせ、マイナス思考が積もっていく機会を減らすこともできます。

自分の内側から湧いてくる、人間本来のプラスに向いた感情をできる限り受け取るためにも、有難いと思う機会を増やし、心にマイナスのエネルギーがたまるのを減らすことは大切です。

「なんとなく気分がのらない」「リフレッシュしたい」という気持ちになったら、気分が地の底に落ち切って動けなくなってしまう前に、こういった心の大そうじと、栄養補給をこまめに実践してみましょう。

うつ病になってしまう本当の原因

この章の最初に、気持ちは姿勢からでも変えられるが、重症のうつ病には別の原因があるので、身体から修正するのは難しいと申し上げました。

では、「うつ病」の症状が出てしまう、本当の原因はなんなのでしょうか？

人間は誰でも、潜在意識の中に**「不合理な恐怖心」**というものを抱えています。その数は人によって違いますが、数百から千といった単位で、〝生まれてから2歳になるくらいまでの間〟を主要期間として蓄積されていきます。

これはその後も、理性でものごとを判断することが難しい子どものうちは、少しずつ増えていくことがあります。

「不合理な恐怖心」とは、肉体的な苦痛を感じた場合、そのときたまたま見えていたものや聞こえていたものが、直接関係ないにもかかわらず、その苦痛と結びついて記憶されてしまったことを言います。

わかりやすい例を挙げてみましょう。

今、赤ちゃんがベビーベットから身をのり出し、床にあるおもちゃを手にしようとしています。ところが柵を越えておもちゃを手にした瞬間、頭からゴンッと床に転がり落ちてしまいました。

頭を打った痛さで泣きだしましたが、赤ちゃんには、自分がバランスを崩して頭から落ちたことが、痛みの原因だとは理解できません。

たまたま、脇でじっと見ていた愛犬が目に入ると、犬と痛みを結びつけてしまい、犬が恐くなってしまいます。**これが「不合理な恐怖心」です。**

さらには犬が首に巻いていた赤い縞模様のスカーフが印象に残り、大人になってからも赤い縞模様を見るとなぜか恐怖を感じるなど、〝本来の原因でないものにおびえてしまう〟のが不合理な恐怖心なのです。

人間は常に、見たもの、聞いたもの、肌で感じたもの、知覚したあらゆる情報を理性のもとにきちんと分類して、潜在意識の中に正しく整理してしまっておくことができます。

たとえば、テーブル、座っている人、人の声やエアコンの音、外からの光に蛍光灯の明かりなど、ちゃんとそれぞれを区別をして納めています。

ですが、稀に、激しい肉体的な苦痛をともなうと理性が吹き飛んでしまい、ファイルされた情報に「苦痛」が含まれてしまうのです。

つまり、苦痛と、たまたまそのとき見えたもの、聞こえたもの、そのときの状況がゴチャ混ぜになって同じ意味になり、不合理な恐怖心となるわけです。

こういった不合理な恐怖心を、私は**「異常反応」**と呼んでいます。

異常反応は、誰でも持っているものです。

でもこれが、〝うつ〟とどういう関係があるのでしょうか？

この異常反応は、日頃は理性で抑え込まれています。ただ、異常反応の数が多い場合、たとえば数百の異常反応を持っている人より、数千の異常反応を抱えている人は、その恐怖心を抑えるために大きな精神エネルギーを必要とします。この精神エネルギーはストレスや疲れによってどんどん消費されています。

異常反応を抱えている数が多ければ多いほど、ちょっとでも精神エネルギーが消費され少なくなってしまうと制御しきれなくなり、異常反応が潜在意識から顔を出しやすくなります。

異常反応というのは、不合理なものに恐怖を感じることでしたね。理由もわからないのに怖いものが身のまわりに増えてしまうと、精神的に不安定になってしまいます。そんな状態が続き、**もうこれ以上、不合理な恐怖心を抑えるエネルギーは残っていないとなったとき、人間の身体は自分を守るために「感受性を下げる」ことで、恐怖を感じないようにしはじめます。**

身体が行なう自然な防御反応――それがうつ病の始まりなのです。

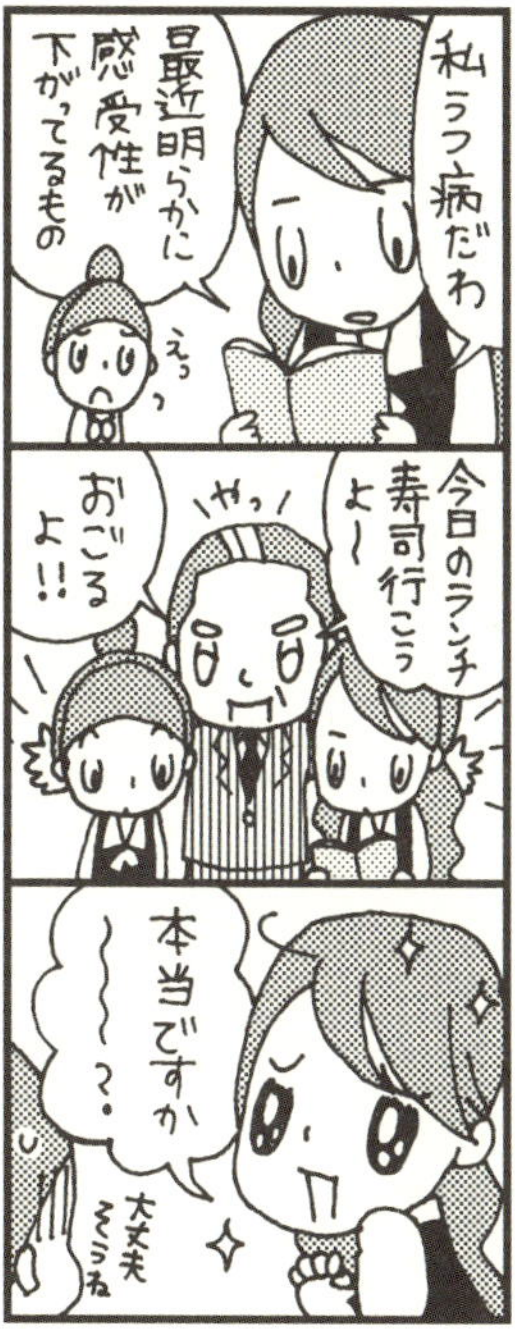

私うつ病だわ
最近明らかに感受性が下がってるもの
えっ?
今日のランチ寿司行こうよ〜
おごるよ!!
ヤッ
本当ですか〜〜〜?
大丈夫そうね

うつ病の、再発率が高い理由

うつ病とは、「感受性の下がった状態」です。心をうつ状態にして精神エネルギーを使わないようにし、ストレスや疲れで失われてしまったエネルギーの回復を待っているのです。

そうして感受性を下げると、不合理な恐怖心に振り回されずにすむ代わりに、嬉しい、楽しいなどのプラスの感情や、やる気などの気力も落ちてしまいます。ですから、うつ病の人は決して怠けているせいで無反応、無気力なわけではないのです。

また、異常反応の量が精神の領域で20パーセントを超えるようになってしまった人は、うつになりやすいのです。この20パーセントという数値は、潜在意識から聞きだすという特殊な方法で数値化しています。

異常反応は、占める割合が同じでも、不活性・活性の別があります。人生の中での体験によって、異常反応は次第に勢いを増していきます。

さて、精神エネルギーを回復させる方法は、基本的には、「待つ」という方法しかありません。

また、いったん顔を出した異常反応は、以前と同じではありません。

一度勢いづいた異常反応は、抑え込めたとしても、以前と同じようには大人しくなってくれません。活性化してしまったそれは、以後、よりやっかいなものとして残り続けるのです。

そして、抑え込むのに以前よりも多くのエネルギーを必要とします。

たとえば、会社で5年間ずっと続けていじめにあっていたせいでうつ病になった人は、いったん治っても、また同じようにいじめられると、次は1カ月で発症してしまうなど、耐えられる期間が短くなってしまいます。

だから、うつ病は再発率が高いのです。

では、うつ病から回復するためには、いったいどうしたらいいのでしょうか?

うつは脳の病気じゃない
――ベストな治癒法

精神的なプレッシャーやストレスが関係しているので、「追いつめられて心のコントロールができなくなったのが、うつ病」と診断する医師や、「病院で処方される薬で治った」と思う人もいます。でも、私に言わせれば、うつ病は、脳の病気ではありません。

普通に暮らしていたのに、ある日突然、感染したり、発症したりする病気ではないのです。異常反応の量、それまでの心の毒の蓄積、そして疲れやストレスなどによる精神エネルギーの減少で起こる状態なのです。もともと病気ではないのですから、薬では治癒しません。薬で症状を抑えているうちに精神エネルギーが回復したのを、薬が効いたと思い込んでしまったのでしょう。

うつ病になって、常に落ち込み、何ごとにもやる気や興味を失ってしまうのは、前項で説明したように精神エネルギーをなるべく浪費しないようにして、潜在的な心のケアを優先させているためです。ですから、無理をせずに、とにかく休むことが重要です。

ストレスや疲れを癒し、精神エネルギーを回復させること、それがベストな治癒方法です。

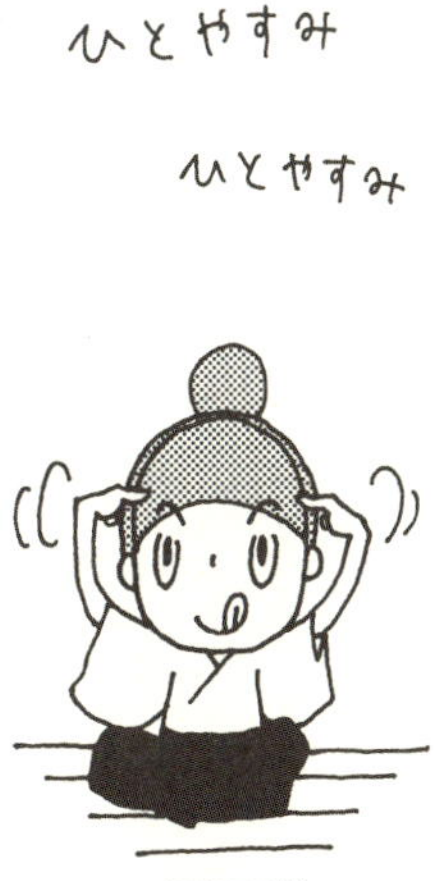

◆早めに気づこう、うつ気分――そのサインと注意

どんな病気や症状でもそうですが、「まだ大丈夫」と過信してケアしないでいると、症状が進行してしまい、治療にかかる時間も労力も、そしてお金も多く要するようになってしまうものです。

身体の場合は、定期的に健康診断を受けて早期発見を心がける人が多いのに、精神に関しては無頓着《むとんちゃく》な人が多いのが残念だと、私はいつも思っています。

かといって、精神科に定期的に通ってチェックすればいいとは、思いませんけれど。

身体と心は、つながっています。

両面からケアすることで初めて、幸福を求める準備ができ、前向きに充実した日々を送ることができるのです。

自分の精神状態にも意識を向け、気力が落ちている、心にモヤモヤがたまっていると感じたら、早めに配慮しましょう。

異常反応が顔を出し始めたときには、こんな兆候が表れます。

なにか理由があるわけではないのに、精神的にイライラする。

テンションが下がって明るく考えられない。

朝起きられない。

などです。疲れているなと感じるときは、精神エネルギーも消耗していて、異常反応を抑えづらくなっているときです。

こうしたサインに敏感に気づき、重大な事態になる前に、発散させたり休んだりして、心身ともにエネルギーを回復させましょう。それがうつ病に陥らないことにつながります。

遠慮なく悲しんだり怒ったりして、心の毒を発散できる環境をつくる。そしてまた、美しいものに触れ、感謝の気持ちをなくさないことを心がけてエネルギーを補充する。

この2つを心がけることで、心のケアができることを覚えておいてくださいね。

人間の精神は本来たくましい。だからあなたも大丈夫

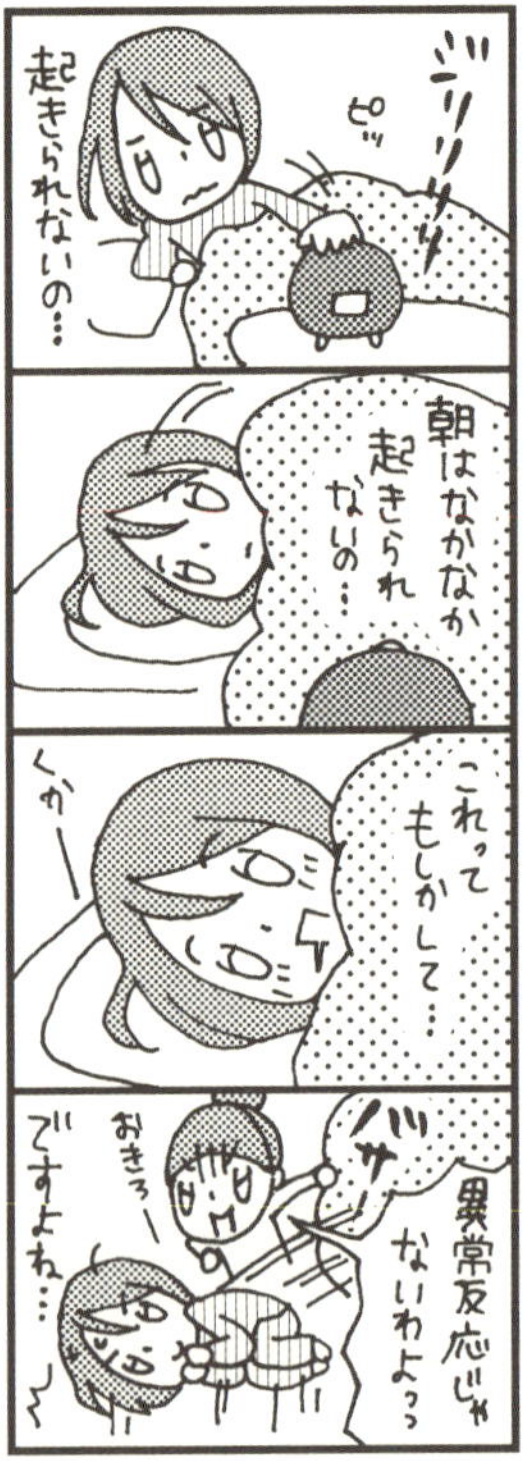
ジリリリリ
ピッ
起きられないの…
朝はなかなか起きられないの…
これってもしかして…
ぐか—
バサー
異常反応じゃないわよっっ
おきろー
ですよね…

転んでひざをすりむいても自然と傷が治るように、身体には「自然治癒力」というものが備わっています。

同じように、私たちの「精神」にも、自発的によくなろうとする働きがあります。なにか腹が立つことがあったり嫌な思いをしたりしても、眠って起きれ

ば翌日ずいぶんすっきりしているのはそのためです。心をよいコンディションに保つよう、潜在意識は常に力を尽くしているのです。

また、身近な人を亡くした場合、そのときは嘆き悲しみ、つらい思いをするでしょう。でも、時が経《た》つにつれて、楽しかった思い出やその人が与えてくれたものなどに目が向くようになります。

このように、起きたことをとらえ直し、受け止め方をよい方向に変えられるようになるのも、〝心の自然治癒力〟があってこそです。

自分の心のたくましさを信じましょう。

「いや、そうはいっても自分にはどうしても乗り越えられないことがある」という方もいらっしゃるかもしれません。確かに潜在意識の回復力の及ばない、立ち直ることが難しい記憶というのも存在します。でもそれは、つらさの度合いが大きいのが原因だからではないのです。

実は、**心の自然治癒力で克服できない記憶というのは、異常反応と結びついたときに生まれてしまうのです。**

大人になって経験した出来事と、幼少期に得た異常反応に、なんらかの共通点がある場合、たびたび結びついて、怖れのエネルギーが供給され続けてしまうことがあります。そうなると、いくら回復力が働いてもそのことから立ち直れなくなってしまうのです。

基本的にこれが起こる確率は低いので、多くの人間は過去のつらい思いにとらわれず、未来に向かって進んでいくことができています。

立ち直れないということは、精神的に弱いわけでも後ろ向きなわけでもありません。異常反応を取り除きさえすれば、しっかり克服できるのですから。

でも、残念ながら異常反応を解体することは、普通の精神医療では行なっていません。また自分でクリアにすることも通常はできません。ですが、異常反応を活性化させない取り組みは、先にご紹介した方法で自分でできます。

コラム

道が開けるプレゼント！
自分の殻をつき破る体操

日ごろから精神のケアを心がけていれば、モヤモヤした気分になることもグッと減ってくるはずです。そうやって**心のエネルギーが十分にたまり、前向きになってくると、今度は、昨日の自分を超えたい、今まで以上のパフォーマンスを上げたい、新たな幸せを手に入れたいと思うときがくるでしょう。**さらに一段階、人生をグレードアップしたいときに試してほしいのが、この体操です。

①両手をわきにおろしてまっすぐ立ち、自分のまわりに卵の殻《から》のような壁があることをイメージします。

②手のひらをピッタリあわせて両手を上につきあげ、手の先でその壁を破ることを想像します。

③角度を変えて何回か行ない、自分のまわりの壁をすっかりなくしてしまいま

しょう。このとき、動作を行なうたびに「自分の殻を突き破る！」と心の中でつぶやけば、潜在意識にポジティブなメッセージが送られて、より効果的です。

この体操は、わき腹の筋肉を使うので、ウエストラインを引き締める効果も抜群。気持ちも見た目も、スッキリ整えることができます。

厚い壁が卵の殻のように自分のまわりにあるイメージ

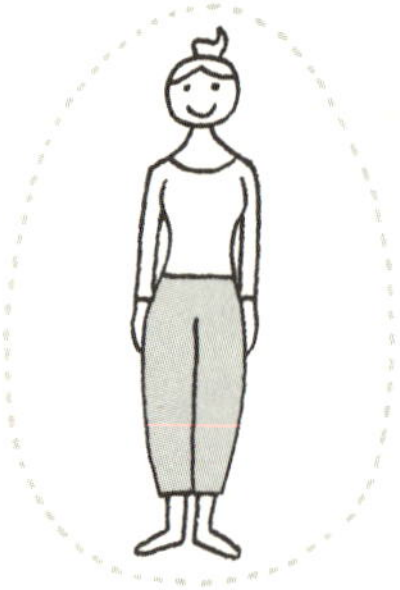

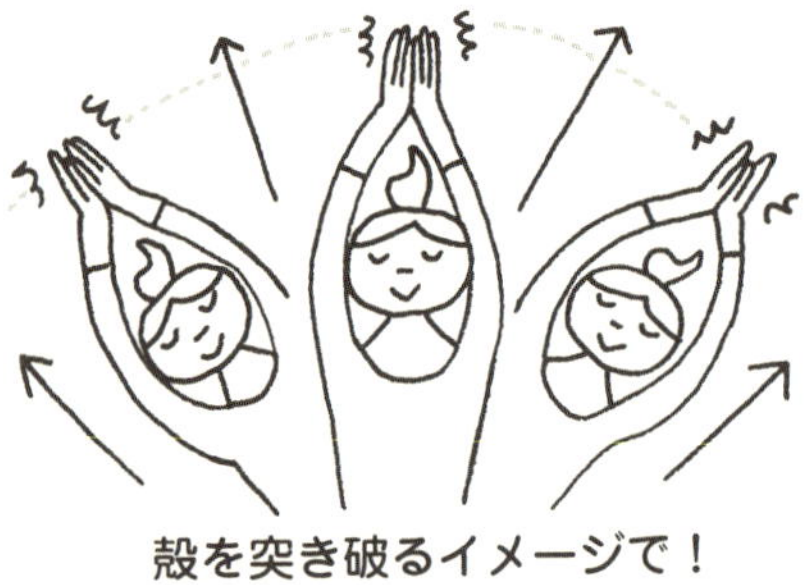

殻を突き破るイメージで！

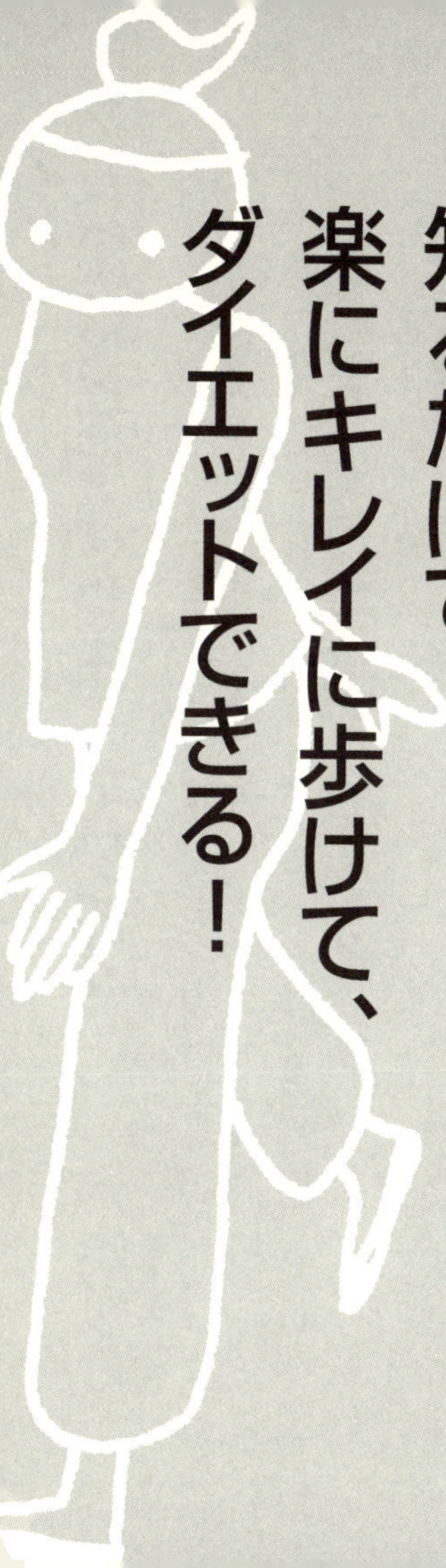

4章

知るだけで、楽にキレイに歩けて、ダイエットできる！

足はどこから生えている？

漢字では、くるぶしから下を「足」、骨盤から足首までを「脚」と書いたりすることもあります。また、「肢」という字もあり、同じ「アシ」という読み方でも微妙に意味が異なる場合が多いので、本書の場合は、下肢全体をすべて「足」という漢字で統一します。

さて、その「足」ですが、治療院に来られる患者さんに「足はどこから始まっていると思いますか？」と聞くと、たいていの方は〝また〟のところ、座ると折れ曲がる位置が「足のつけ根」だと答えます。

二本にわかれている部分だけが「足」であるという意見が大多数です。

でも、**「足の始まる場所は〝また〟ではない」**と言ったらどう思いますか？

私たちの本当の「足のつけ根」は、もっともっと、ずっと上にあります。

実は、「みぞおちの下」から始まっているのです。

歩くときに、太ももを持ち上げて前に出すのに使う筋肉を、「大腰筋」といいます。

左の図を見ていただくとおわかりになるように、この大腰筋は、みぞおちのすぐ下から始まり、太ももの骨につながっています。

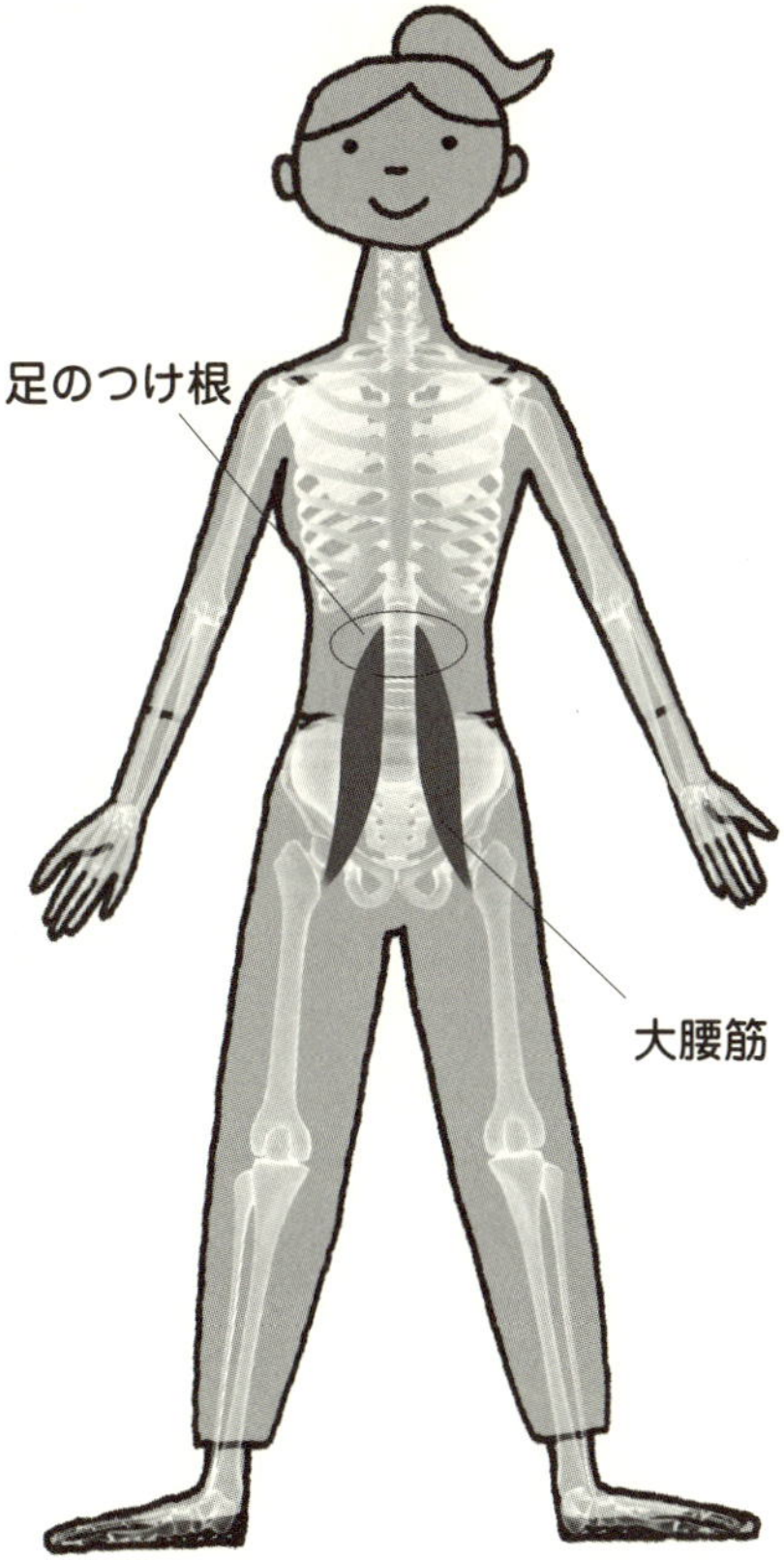

「足はみぞおちの下から始まっている」――この事実を知るだけで、歩き方が、今までとはまるで別人のように優雅に美しく変わります。

ひざを曲げたとぼとぼとぼした歩き方や、かかとを引きずるだらしない歩き方とは今日でお別れです。これからは、まっすぐに伸びた足がしなやかにスッと前に出る、堂々とした歩き方に変わります。ショーウィンドウに映る自分の姿を見たら、その差は歴然です。

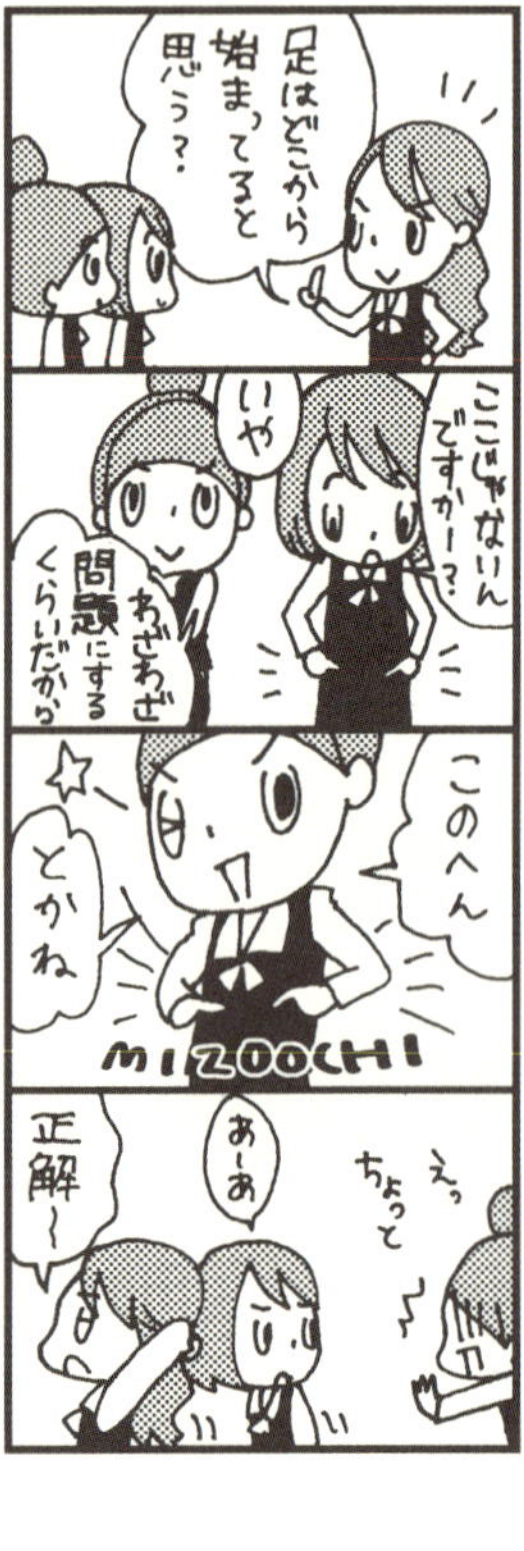
足はどこから始まってると思う？？
ここじゃないんですかー？
いや
わざわざ問題にするくらいだから
このへん
とかね
MIZOOCHI
えっちょっと
あ～あ
正解～

なぜ、知るだけで背が高くなり、カッコよく歩けるようになるのか?

美しく歩くには、「足が始まる場所を意識する」、このほかには、なんのテクニックもいりません。

最初はぎこちないかもしれませんが、それは、今までと違う動きに身体が慣れていなくて、筋力が追い着いていないからです。とにかく、太もものつけ根のことは忘れて、みぞおちから足を動かす感覚を身につけましょう。そのうち、正しい動きに対応できる筋力がついてきますから、大丈夫です。

ところで、大腰筋は「体幹部（コア）」にあります。最近、注目が高まっているこの「体幹」とは、木に喩《たと》えれば、幹に当たる重要な部分です。**スポーツのパフォーマンス向上に影響するだけでなく、立つ、座るといった日常のすべての動作に使う筋肉です。**そして周囲の筋肉だけでなく、「背骨」や「骨盤」の動きにも影響を与えます。

でもなぜ、大腰筋を意識すると、背筋がスッと伸びてキレイなフォームで歩くことができるようになるのでしょうか？　それは、大腰筋を動かすには、まっすぐ身体を起こさなければならないからです。

ねこ背でいては、みぞおちの下から足を動かすことは、できないのです。

また、大腰筋を使うことで、上半身と下半身が、なめらかに連動します。

重心の位置が上がるので、歩くときはもちろん、ステップを踏むなど、すべての動きをするときに、足の運びが軽くなります。

大きく踏み込んで歩くと、かかとからきちんと着地できるようになります。ですから、**「かかと→親指のつけ根で蹴《け》る」**という、足裏の正しい体重移動が、なんの苦労もなく、知らず知らずのうちに身につきます。

芯に力が入るので、そこから生えている腕や足に余分な力を入れなくてすむため、腕や足が長いムチのようにしなやかになります。そう、手足がスラリと長く見えるのです。

こんなふうに軽やかで無駄のない動作ができれば、見た目の印象もモデルのようにスラリと変わるので、「背が高くなった？」と聞かれる人も出てくるでしょう。美男、美女度は格段にアップします。

足が股関節から始まっていると思い込んでいると、こうはいきません。頂点の位置が低くなるため、どうしても歩幅がせまくなります。上半身と動きが連動しないため、カクンカクンとぎこちなくひざを曲げて歩くようになります。

重心の位置が下がるため、足の運びも重くなります。**セコセコした歩きは、無骨な印象を与えます。**

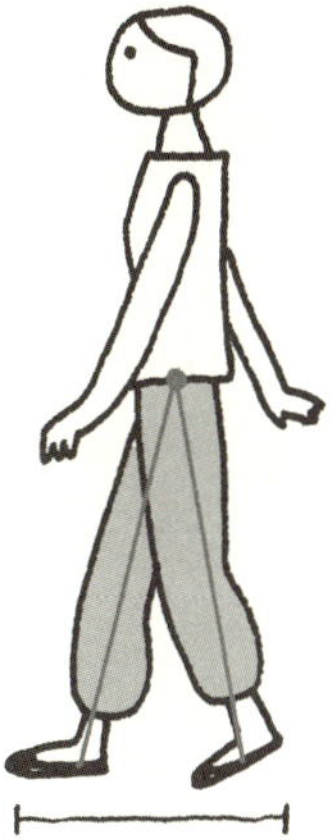

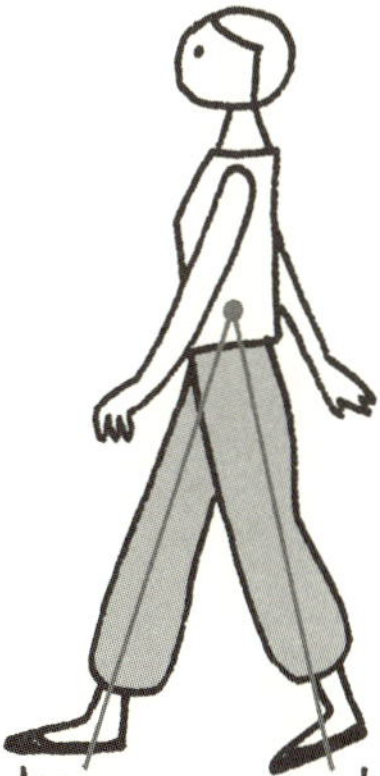

大腰筋を確実に使えるようになる"意識の持ち方"

大腰筋は、体の奥のほうにあるため、外から見ることも触ることもできない筋肉ですが、これを確実に使えるようになる「意識の持ち方」があります。

大腰筋は、「背骨」と両太ももの大腿骨をつなぐ筋肉ですので、**「背骨」を意識することで、より大腰筋をダイレクトに使えるようになる**のです。

正しく体幹を使うと、まるで誰かに後ろから腰を押してもらっているかのように、想像を超える軽やかさでスイスイ足を運ぶことができます。

患者さんたちに試していただくと、あまりにもスピードが出るので、面白がって笑い出す人もいます。

でも、それがあなたの身体の中に眠っていた、潜在能力なのです。

人体の法則にのっとって身体を動かすと、あなたの中にある本来の力が使えるようになります。歩き方一つにしても、ここまで違いが出るのです。

グイグイ進む面白さ! 脳にも心地いい刺激をくれる「ナンバ歩き」

大腰筋をきちんと使えているかしら?と不安になったら、〝大腰筋を必ず使える〟ナンバ歩きを試してみましょう。

ナンバ歩きとは、右手と右足、左手と左足を同時に出す歩き方です。

1日にたった1分、この歩き方をすることで、みぞおちの下から腰を動かす感覚が身につけられます。ナンバ歩きをするときの注意点は次の3つです。

＊足先はまっすぐに。両方の足を平行に移動させましょう
＊着地するときは、かかとから
＊歩幅は大きめに、腰をしっかりひねって歩きます

最初はゆっくりと、慣れてきたらスピードを上げてみましょう。腰を使ってグイグイ力強く進んでいくのを実感できるでしょう。

普段と違う動作をするので、脳にも新鮮な刺激がいきわたります。全身がグッと活性化してきます。

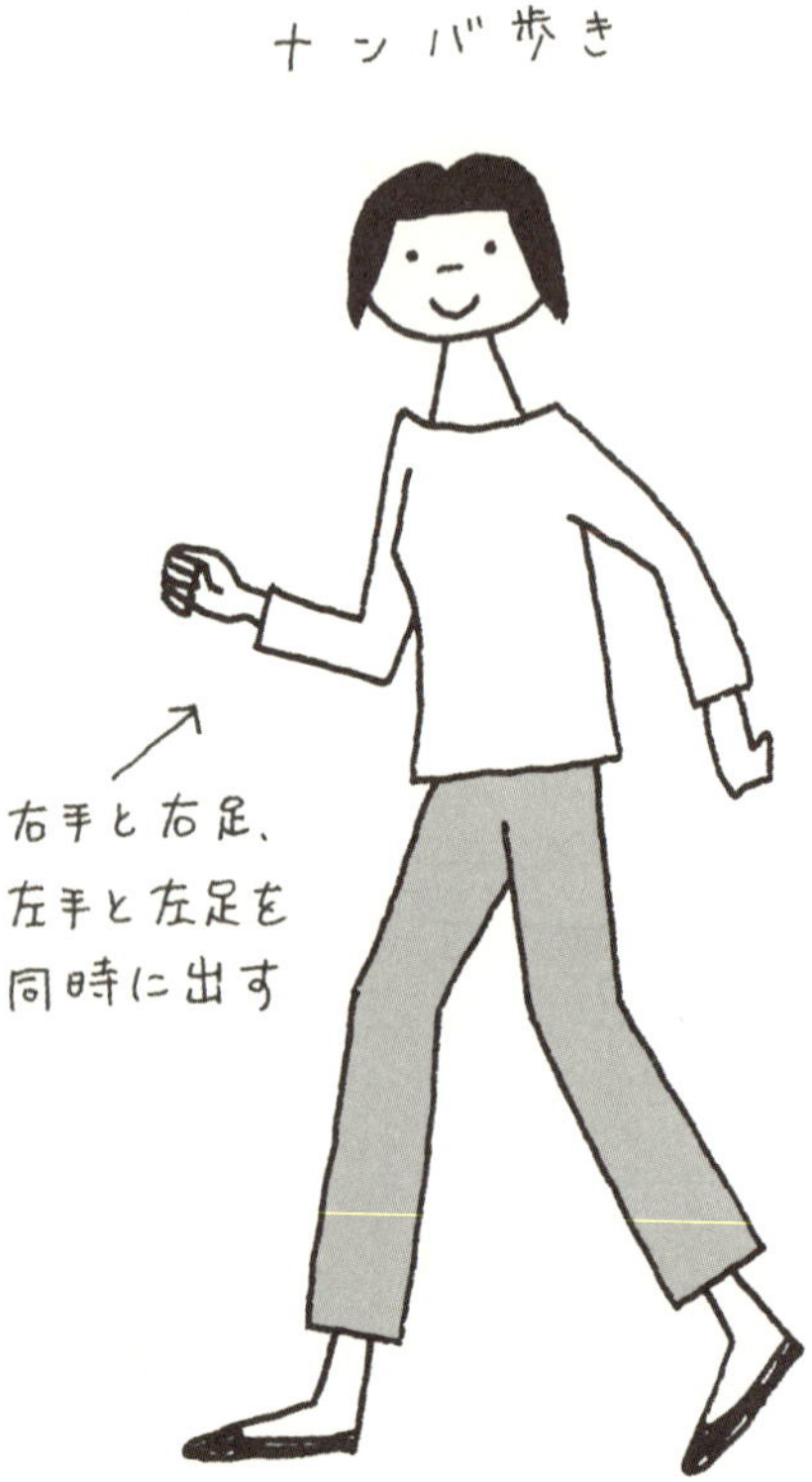
ナンバ歩き
右手と右足、
左手と左足を
同時に出す

これなら歩くだけでダイエット――インナーマッスルへの刺激が効く!

「大腰筋を使って歩くと全身のダイエットができる。そしてアンチエイジング効果もある」と聞けば、一刻も早く試してみたくなりませんか?

大腰筋を意識すれば、自然と背骨を軸として身体を左右にひねって歩くようになるので、お腹まわりの脂肪が燃焼され、歩けば歩くほどウエストが引き締まっていきます。内臓が正しい位置に保たれます。

しかも大腰筋は「インナーマッスル」です。インナーマッスルには脂肪を燃焼させるパワーの高い〝赤い繊維の筋肉〟が集中しているので、使うことで基礎代謝が上がり、**今までと同じ量を食べても、太りにくい身体に変わる**のです。

近年、ウォーキングがブームで、街中を歩いている人をよく見かけますが、大腰筋を使えていない人が結構います。あれではダイエット効果は半減です。

ウォーキングは、大腰筋を使って歩いて初めて、本当の意味での全身運動になり、運動効果がアップするのです。

そのほか、加齢で大腰筋が衰えると転倒しやすくなり内臓の働きも悪くなりますが、歩くことでこれも解消できます。脳の老化防止にも効果があります。最近はバランスボールなど大腰筋を鍛えるグッズがいろいろと開発されています。でも、そんな特別な器具を使ったりジムで腹筋をしたりしなくても、毎日行なっている「歩き」の質を高めるほうが、ずっと楽にお腹まわりがスッキリしますし、太りにくい燃焼ボディを手に入れることができるのです。

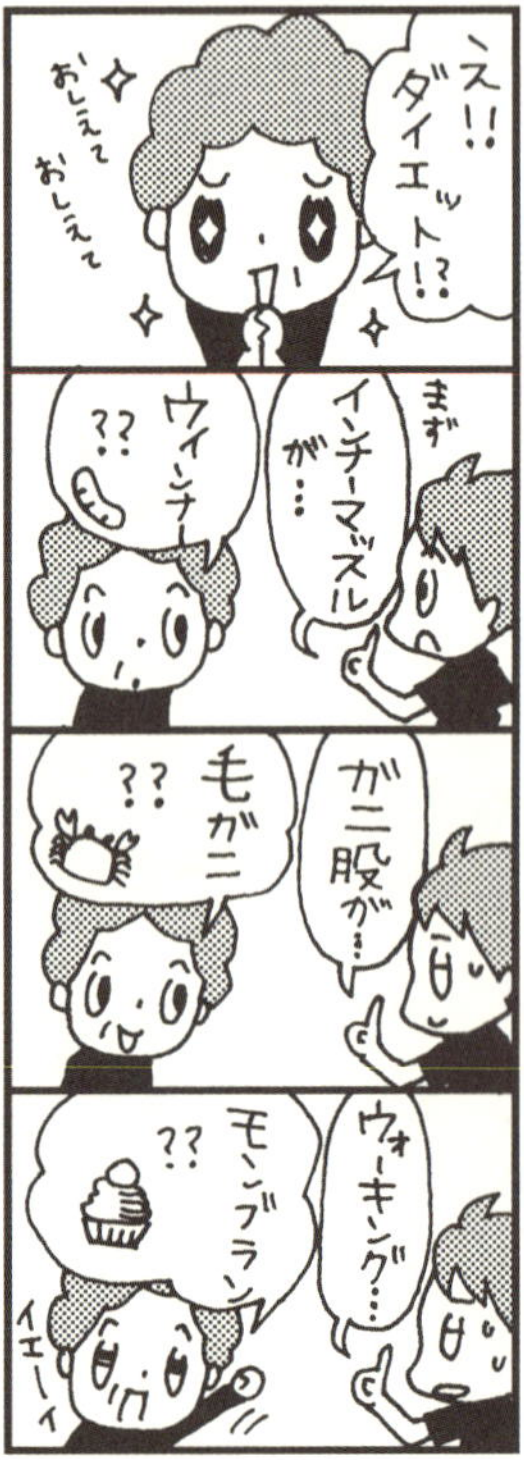
え!! ダイエット!?
おしえて おしえて
まず インナーマッスルが…
ウインナー ??
ガニ股が…
毛ガニ ??
ウォーキング…
モンブラン ??
イエーイ

「内また」「がにまた」「ヒップ」が、自動的に整って美脚に!

次に、**なぜ、大腰筋を使うと足のラインが美しく整うのか**見ていきましょう。

ねこ背の人は、ほとんどが「内また」になります。ねこ背で「がにまた」にはなりえないのです。試していただくとおわかりになると思いますが、難しくてできないのです。逆に、後ろにそり返った姿勢で内またになることもできないでしょう。

そう、**上半身の姿勢のバランスを取るために身についてしまうクセが、「内また」と「がにまた」**なのです。

内また、がにまたで歩き続けていると、ふくらはぎの外側に筋肉がついたりお尻が横に広がったり、その歩き方に適した筋肉がついて、足の形が醜くなってしまいます。

でも、**大腰筋を使うと、内また、がにまた歩きにはなりません。**内また、がにまたになるほうが難しいくらいです。この正しい歩き方を続けるうちに、不要な筋肉が落ちて、自然と足のラインがビシッとまっすぐ美しく整っていきます。また、太ももの裏側を使うようになるので、横から見たときにキュッと上がった美しいヒップラインも手に入ります。

さて、前、横、後ろ、どの角度から見ても、すらりと美しい足のラインをつくる**最後の仕上げのポイント**をお教えしましょう。

それは、1本の線をはさむ位置に両足を置いていくことです。

1本のラインを意識すると、足先はまっすぐ前を向き、足の裏の内側（親指側）に体重がきちんとかかった歩き方になるからです。

足裏の外側（小指側）に体重をかけて歩くと、ふくらはぎやももの外側に筋肉がついてデコボコした足のラインになり、O脚にもなりやすくなります。

内側（親指側）に体重をかけると、ひざがきっちりくっつき、ふくらはぎや太ももを内側に寄せる力を使いますので、まっすぐに整った美しいラインになるのです。

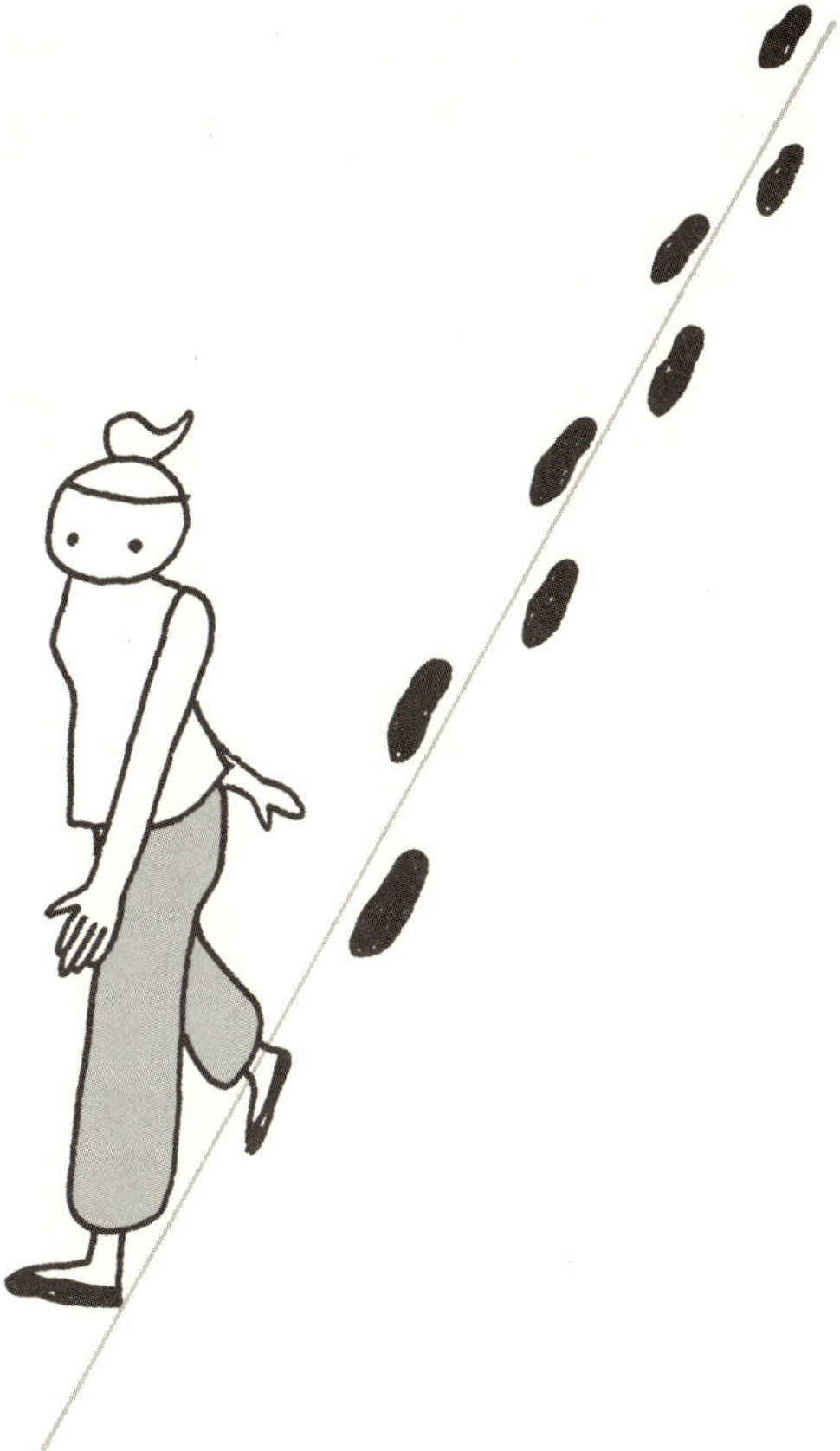

骨盤矯正が不要になる！
骨盤の〝まさか！〟の真実

大腰筋は、健康面でも大きな影響力を持っています。この筋肉を使わずに衰えさせてしまうと、骨盤が不安定になり、ゆがみの原因となってしまいます。

私たちの身体は、多くの方が思っているように、
骨がゆがむ⬇筋肉がそれに合わせてゆがんで、こりや痛みが出る
という順番ではなく、
筋肉が硬直⬇骨が引っぱられてゆがむ
というプロセスで、理想のスタイルから遠のいていきます。
大腰筋は骨盤をメインで支える、大変重要な筋肉です。
ですから大腰筋を使わずに歩いていると、
大腰筋が弱る⬇腰まわりの筋肉が緊張・筋力バランスがくずれる⬇引っぱら

れた骨盤がゆがんでしまう

ということが起こるのです。

骨盤がゆがむと、上半身と下半身の連結がうまくいかなくなり、さまざまな弊害が生じます。全身の血流が悪化するので、だるさ、むくみ、肩こり、頭痛など、数え上げればきりがないほどの未病の症状が表れます。

でも正しく大腰筋を使って歩けば、骨盤のゆがみは解消され、全身が健康に向かっていくのです。

ところで、骨盤に関しても、おそらく**多くの人が知らない真実**があります。

医師も含め、ほとんどの人は骨盤は固定されていて動かないもの、と思っているのですが、**実は、「骨盤は柔軟に動くもの」であり、「動かしたほうがいいもの」**なのです。

骨盤を動かし、サポートしているまわりの筋肉を動かすことで血行がよくなり、骨盤まわりの健康が取り戻されます。そうすると、ちょっとしたことでは揺るがない、安定した骨盤に変わるのです。

よく、骨盤をゆがませないために「足を組まない」「荷物は片側でばかり持たないように」などといったアドバイスがされますが、その程度の負荷をかけただけでゆがんでしまう骨盤であれば、その弱さのほうが問題です。そんなことでは、サッカーやダンスすらできない身体になっていると言えるでしょう。

そうしたアドバイスは、「故障した骨盤をいたわる」という意味では間違ってはいませんが、**いたわり過ぎれば、身体は弱っていく一方になります。**

人間の身体は、使う部分は発達し、使わなければ弱っていくようにできています。仮に3週間も寝たきりの生活を送れば、立ち上がるにも苦労するくらい、筋肉は弱ります。

それを考えると、もっと積極的に身体を使って改善していくほうが健全なのではないでしょうか?

毎週のように骨盤矯正に通っていらっしゃる方もいますが、そもそもの歩き方を改善し、骨盤の体力を高めれば、毎度通院する必要はなくなります。

歩くだけで美しく、ゆがみを解消し健康になれるのが、大腰筋を使った歩き方なのです。

体幹力がアップする！運動能力が高まって動きにキレが出る！

スポーツを定期的にしている方は、足のつけ根（みぞおちの下）を、走ったりジャンプしたりする際の、〝すべての動作の中心点〟と考えて動いてみましょう。これまでより、ずっと芯がしっかりしてブレない身のこなしになり、トレーニング効果もめきめき上がるはずです。

ゴルフなら、ボールをもっと遠くにパワフルに飛ばせるようになります。

ダンスなら、しっかりバランスが取れるようになって安定感が増し、難易度の高い踊りができるようになります。理由はあとで説明しますが、人を感動させる高い表現力もあふれてくるでしょう。

サッカーなら、シュートを打つときに身体のブレが少なくなります。球に威力が増してコントロール力がアップします。

水泳ならキック力が増しますし、野球なら、バットがキレ味よく振れるようになり、投げたボールの球速がアップします。

そう、どんな競技でも、体幹力がアップすれば成果が出るようになります。

なぜなのか？

たとえば、ボールを蹴るとき、最初に動くのは足の筋肉ではありません。**まず、体幹部の筋肉が動き、それに続いて足や手が連動**します。つまり、この軸を動かすパワーが強くなればなるほど、連動する手足の動きもパワフルになるので、体幹力のアップが重視されているのです。

◆さらに頭にも、人間関係にも、嬉しい効果が！

大腰筋を使った歩き方は、身体のエネルギーを無駄なく効率的に使います。エネルギーに余力ができると、気持ちに余裕が生まれ、落ち着いてものを考えることができるようになります。判断能力が高まり、よいアイデアもどんどん湧いてくるでしょう。上半身と下半身がうまく連動するので、身体全体の流れがよくなって、肌の調子もイキイキとよくなってきます。

意外なことに、**「人間関係」**にも嬉しい効果があります。

人間の精神エネルギーは体幹部に宿ります。小手先の動きには、心は宿りません。

たとえば、大失敗をしたときに頭だけペコンと下げる人と、中心から身体を折って深々と頭を下げる人とでは、どちらに誠意を感じるでしょう?

また、レストランで飲み物を出されるときも、顔も身体もそっぽを向けたまま腕だけでポンとテーブルの上に置かれるのと、自分のほうに顔と身体の中心を向け、両脇をしめ、腰をかがめ、全身の神経を使って、こぼれないようにそっと置いてもらうのとでは、どちらに、心がこもっていると感じますか? どちらを気分がいいと感じますか?

体幹が使えるようになると、体幹部にある精神エネルギーとあいまって、**立ち居振る舞いに心をこめることができるようになります。**ちょっとしたしぐさにも、洗練さが増します。

残業している部下の肩を「お疲れ様」とポンとたたく動作一つにも、ねぎらいの気持ちがしっかりこもります。「会いたかった」と恋人をひしと抱き寄せるときも気持ちがしっかり伝わります。

ですから、体幹力を高めると好感度が高まり、人間関係が今までよりもスムーズにいくようになる効果さえあるのです。

先に、ダンスで表現力が高まると言いましたが、それも、頭の先からつま先まで、全身の動きに心がこもり感動を与えられるようになるからなのです。

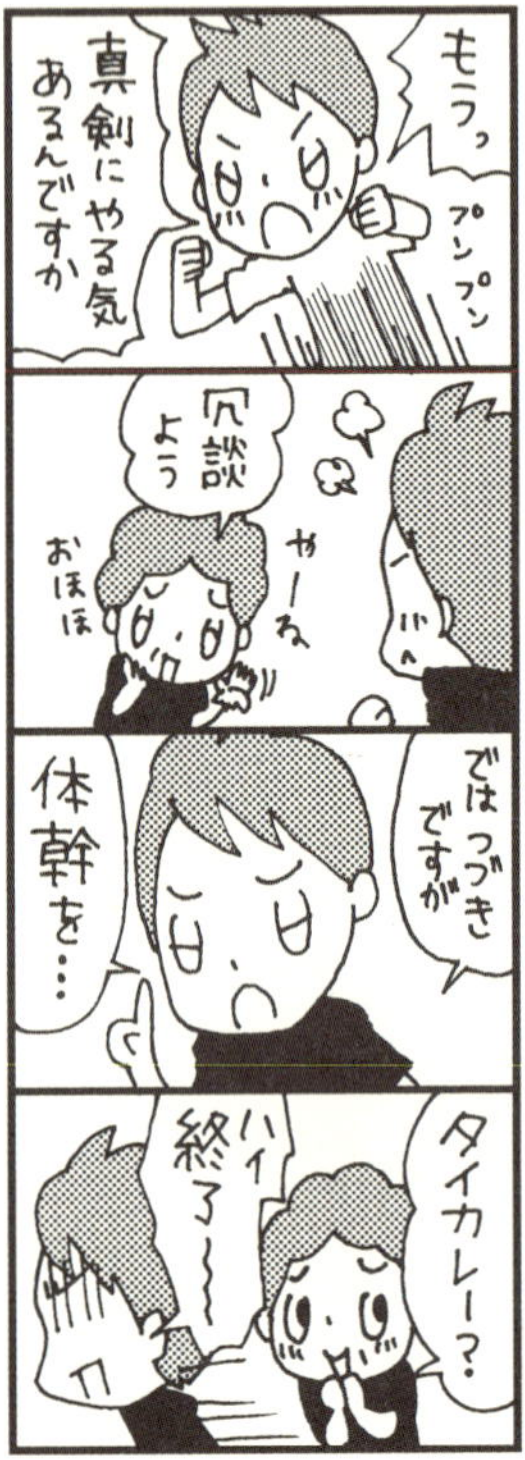
もうっ
真剣にやる気あるんですか
プンプン
冗談よう
ヤーね
おほほ
ではつづきですが
体幹を…
タイカレー？
ハイ終了〜〜

1日1回ウォーキングで、「いいメッセージ」が染み込む、染み込む!

ちょっと凹《へこ》むことがあった、なぜか気分がのらない、そんなときは外に出てウォーキングを。まわりに落ち込んでいる人がいたら、誘って一緒に歩けば、きっと大きく励ましてあげることができるでしょう。もちろん、〝足のつけ根の秘密〟も教えてあげてください!

「不幸せではないけれど、なんとなく退屈」とか、「最近、面白いことがない」と感じている人にもウォーキングをおすすめします。

人は、自分の意志で生きることを捨てて、自分から行動を起こそうとせず、なにか「いいこと」が起こるのをじっと待っているだけの〝受け身〟になってしまうと、とたんに幸せではなくなります。そういうふうに、人間の心理はできています。

でも、ひとたび大腰筋を使って歩き出せば、自分から行動を起こそう、自分から「いいこと」を探しに行こう！と思えるようになるのです。

大腰筋を使って、背筋を伸ばし、空を見上げながら歩いてみましょう。できれば、太陽がサンサンと輝いている時間に外に出ましょう。家や会社の近所でもいいですが、緑が薫る公園などに行ければ最高です。照りつける日差しの温かさ、風に混じる木々の匂い、鳥のさえずり、子どもたちのじゃれ合う声、全身でこの瞬間を感じましょう。

歩くとは「前に進む」ということ。私たちの心と身体は密接につながっていますから、**前に進んでいることを身体で実感するだけで、つらいことがあっても乗り越えていける気持ちになれます。**身体の中心に眠っている「自分の意志」で行動しようという気力が芽生えてきます。

そして**空を見上げるという行為は、心に「向上」していることを感じさせます。**今の自分よりもっと進化し、発展していけると強く信じられるようになるでしょう。

開放的な屋外の空間は、自由と無限の可能性を象徴します。未来に「希望」を持ち、明日を夢見ることができる気分になるはずです。そして、今、自分の抱えている問題や悩みが、ちっぽけなものであることに、気づかせてくれます。

また、**大腰筋は、「腎経《じんけい》」という経絡《けいらく》（「気」の流れる道）と深くかかわる活力やモチベーションの源**です。ですから、歩けば歩くほど心はポジティブに、元気になっていきます。身体の真ん中を通る「気（腎経）」もスムーズに流れ

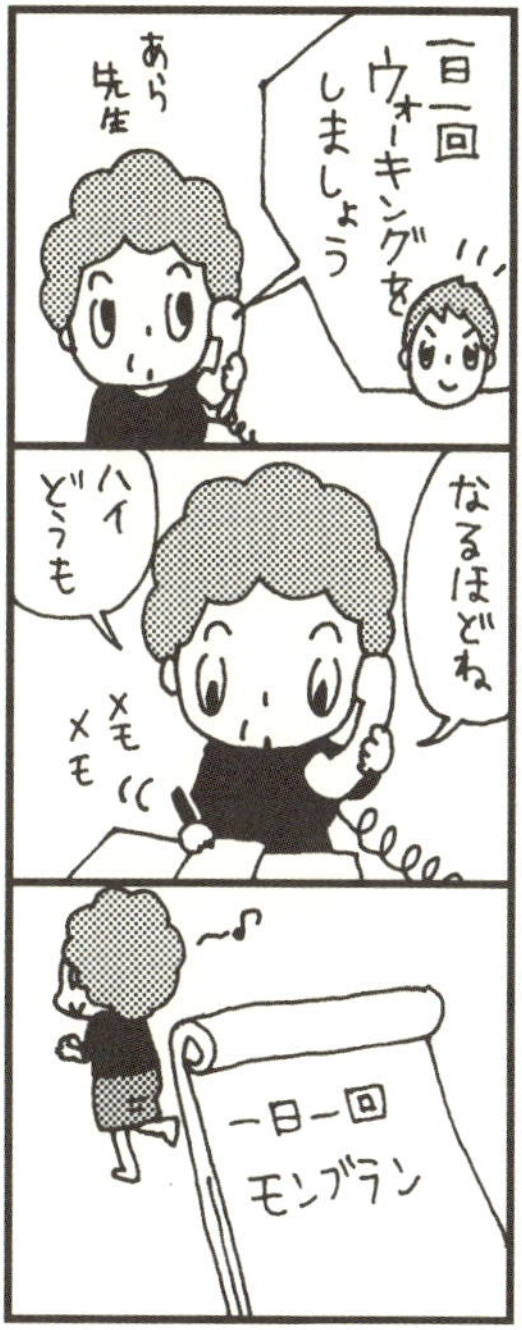
一日一回ウォーキングをしましょう
あら先生
なるほどね
ハイどうも
メモメモ
一日一回モンブラン

るようになり、パワーがあふれてきます。

そう、外に出て歩くだけで、こんなにもプラスに気持ちが変わるのです。

「新しい服を買ってみようかな」「明日は早起きしよう」「ゴミを出そう」「お皿を洗おう」「なにか習いごとを始めよう」「友人を誘って出かけよう」……こんなふうに、自分の意志でなにかを始めようと思えたら、あなたは、もう、「人生を楽しむ力を持った幸せな人」に生まれ変わり始めています。

今日からぜひ、1日1回20分程度のウォーキングを実践してみてください。

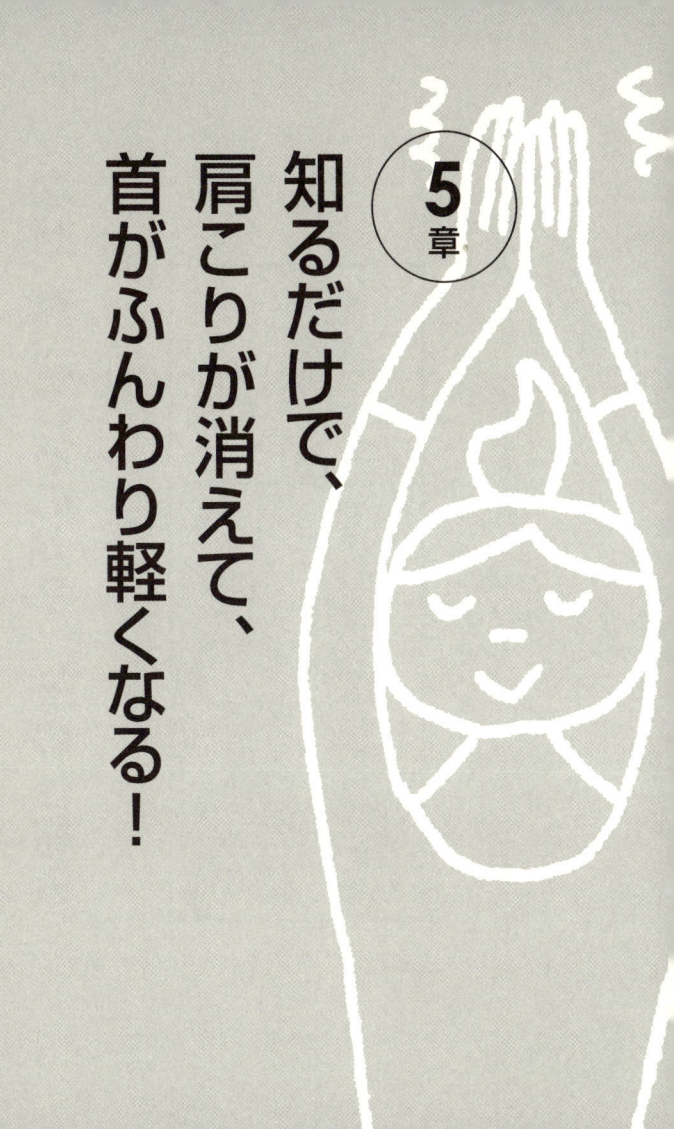

5章

知るだけで、肩こりが消えて、首がふんわり軽くなる！

なぜ、肩がこるのか？　その仕組み

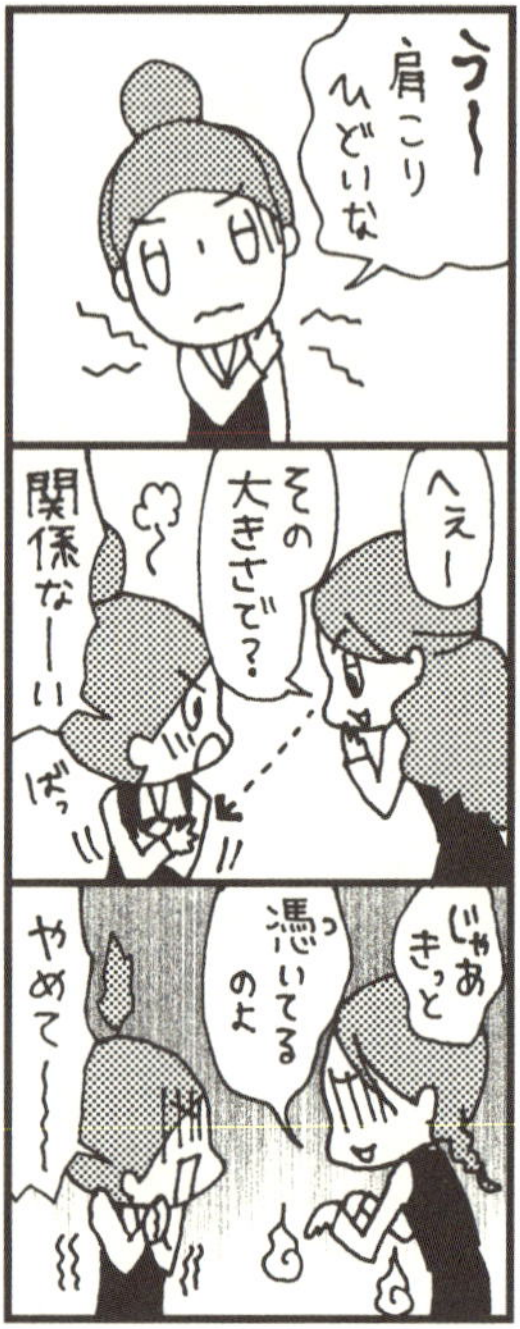
う〜
肩こり
ひどいな
へぇー
その大きさで？
関係なーい
ぱっ
じゃあ
きっと
憑《つ》いてるのよ
やめて〜〜〜

「重い」「鈍痛」「固まっている」「流れていない感じ」……。

肩こりの患者さんは口を揃えて、こうしたつらい症状を口にされます。

こっている部分は、首の後ろ、肩甲骨まわり、肩全体、首から背中にかけてなど、人それぞれです。

いったいどうして「肩こり」になってしまうのでしょう?

それは、肩を使わないのが悪い、同じ姿勢を取り続けてずっと肩を動かさずにいるのが原因だ、というのが多くの人の考え方です。

確かに、動かさないでいるから肩こりになるというのは正解です。でも、〝じっと動かないから筋肉が使われていなくて、血流が滞って肩がこる〟のではなくて、同じ姿勢を取り続けて同じ場所ばかり使いすぎているから起こるのです。

使わなさすぎではなく、「使いすぎ」、それが本当の肩こりの原因です。

3〜5キロもある、重たい頭を支え続けているのが首と肩。ボウリングのボールを思い浮かべてもらえば、どれだけ重いかおわかりになるでしょう。これをあなたの細い首は、けなげに支え続けてくれているのです。

しかも、女性は男性にくらべて首が細く筋肉が少ないので、首や肩まわりに負荷がかかりやすいのです。ですから、「肩こり」は、雑誌の特集のランキングで常に、女性の身体の不調のトップにくるほど多くの方が経験しています。

筋肉は、働きすぎて疲れてくると酸欠状態になってきます。

酸素が不足すれば、細胞の働きが悪くなり、筋肉が緊張し硬直してきます。

すると、「なんとなく肩が重い、だるい」などと感じるようになるわけです。

さらに老廃物が排出されなくて疲労物質がたまってくると、神経が圧迫されるようになり、筋肉痛も出てくるのです。


老廃物がたまって肩がこったときは、どうすればいいのでしょう？

肩がこったと感じると、誰でも肩をグルグル回したり動かしたりしますが、それは、無意識に血流を促して疲労物質を排出しようとしているのです。

もちろん、動かすことで多少のこりは改善されますが、これはあくまでも対症療法ですので、一時的によくなるだけです。

肩がこる根本原因を取り除かない限り、またすぐに肩こりに悩むことになってしまいます。

肩がこる根本的な理由を知ってそれを取り除き、日常的にいくつかのポイントに気をつけていただければ、慢性的に悩まされることはなくなります。

肩こりしやすい体型、ワーストワンは?

肩こりは、日常生活の心がけ次第で、ずいぶんと改善できるものですが、実は、**“肩こりになりやすい体型”**というのがあります。

生まれつきそうである人もわずかにいらっしゃいますが、ほとんどが後天的に、生活習慣などによってその体型になってしまっています。

それは、「ストレートネック」と呼ばれる首の状態です。

その名の通り、首がまっすぐになってしまう状態です。

「まっすぐなんだからいいじゃない⁉　なにがいけないの?」と思われるかもしれませんが、よくないのです、これが。

実は、**頭を支える首の骨「頸椎」は、横から見るとゆるやかにアルファベットの「C」の字のようなゆるいカーブを描いているのが、本来のあるべき形で**

す。

このCカーブが、頭の重さや衝撃を分散させる、重要なスプリングの役目を果たしているのです。

でも、前かがみの姿勢でじっと動かないことが多い現代人。

重い頭を支え続けることで、この繊細なCカーブがどんどん広がって、まっすぐに伸びたまま固まってしまい、ストレートネックになってしまうのです。

それが、肩こりに、ここまで市民権を与えてしまっている理由の一つでもあるのです。

首のCカーブが失われると、頭の重みがダイレクトに首や肩周辺にのしかかります。

ある調査では、首が10センチ前に出ると、正しい姿勢のときの6倍もの負担が首にかかるといいます。

頭の重さを骨が支えきれなくなるため、首や肩の筋肉が働かざるを得なくなり、筋肉が疲労して首や肩のこりを引き起こします。

こうした理由から、ストレートネックの人のほぼ全員が、（自覚している、

理想的なCカーブ

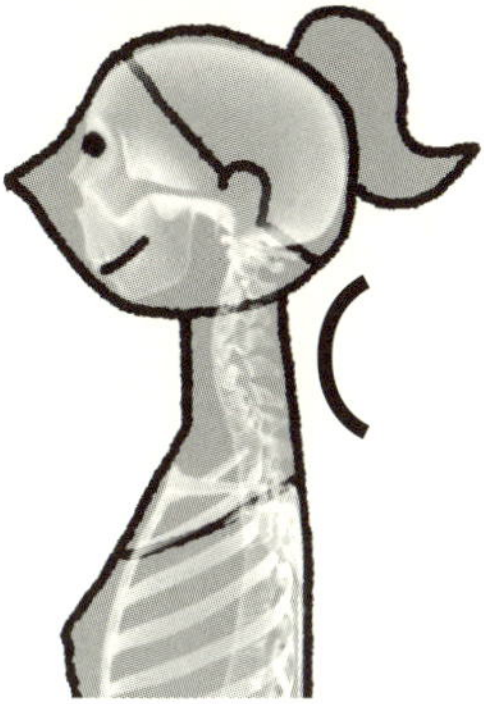

ストレートネック

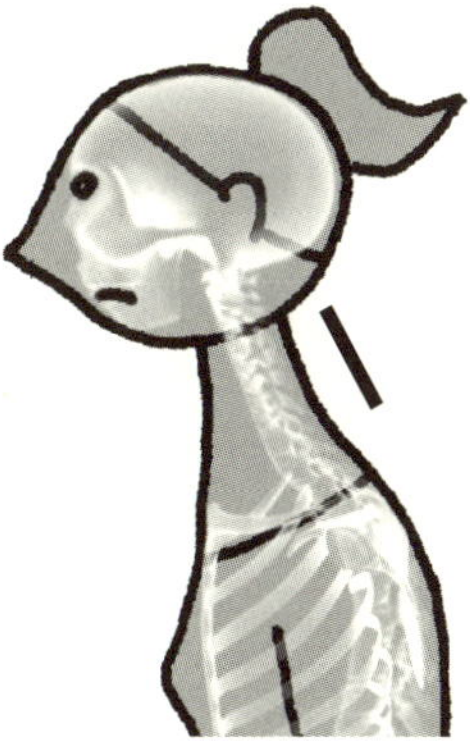

ストレートネックになると……

・頭の重みが頸椎（骨と骨のすきま）を直撃、だんだん柔軟さが失われ、頸椎がつまってくる。

・頸椎が圧迫されると、中を通る神経に圧力がかかり頭痛、吐き気、めまいなどを起こす。神経は腕にもつながっているため、手の血行不良、しびれ、だるさなどの原因にもなる。

いないは別として）肩こりになっていると考えて、間違いありません。
肩こりの根本的な原因をなくすには、ストレートネックを治すことです。

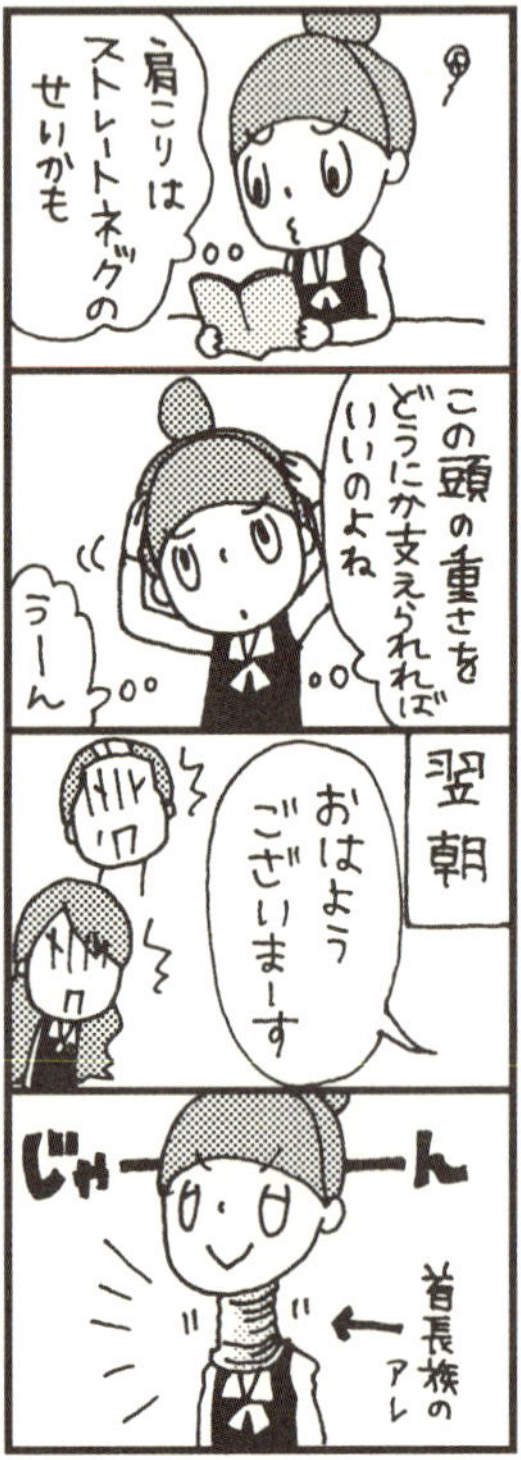
肩こりはストレートネックのせいかも
この頭の重さをどうにか支えられればいいのよね
うーん
翌朝
おはようございまーす
じゃーーん
首長族のアレ

頭の位置を変えると治る

まっすぐに固まってしまった頸椎をやわらかくし、**本来のCカーブを取り戻すためには、「頭のてっぺんを上に引き上げるよう意識する」ことが大切です。**

よく、「正しい姿勢」を表すのに「天井から頭のてっぺんがつられているように意識する」というのがあります。これは、ねこ背には効果はありません。ねこ背は、2章でお話ししたように、〝重心位置の問題〟なので、いくら頭を上に伸ばしても、気を抜けばまたすぐもとに戻ってしまうからです。

でも、ストレートネックには有効です。ストレートネックの人は、頭の重さを一手に引き受けて、首の骨のすきまがつまりがちなので、効果があるのです。

デスクワークなどで、常に前かがみの姿勢でいることが多い方は、30分おきに、次のストレッチをするといいでしょう。

まず、**横から見た肩と耳のラインが一直線になるようにして、頭のてっぺんが紐かなにかでつられているように上に伸ばします。**数秒間でＯＫです。

ニワトリが首をうんと上に伸ばしてコケコッコーと遠くまで聞こえるように鳴いているようなイメージで、大げさに自分の力で首を伸ばします。

このとき、真上ではなく、ほんの少しだけ、１センチくらい首を前に伸ばすようにすると、頸椎のすきまを上手に開くことができます。

普段から、ときどきこうして頭の位置を上げることで、首や肩を重荷から解放し、疲れすぎからくる肩こりを予防することができます。

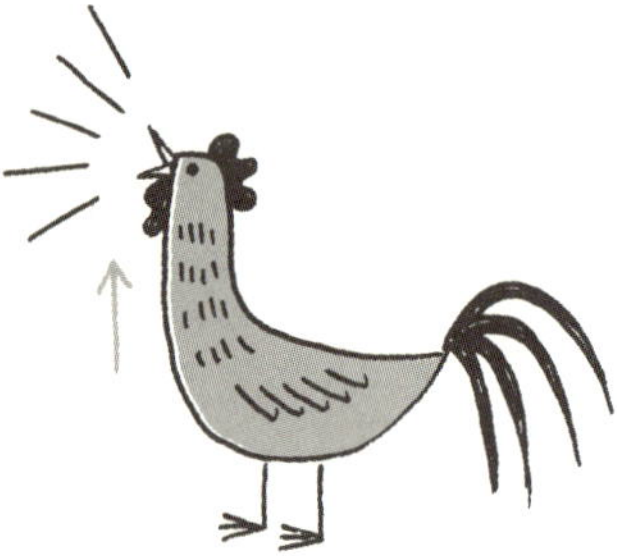

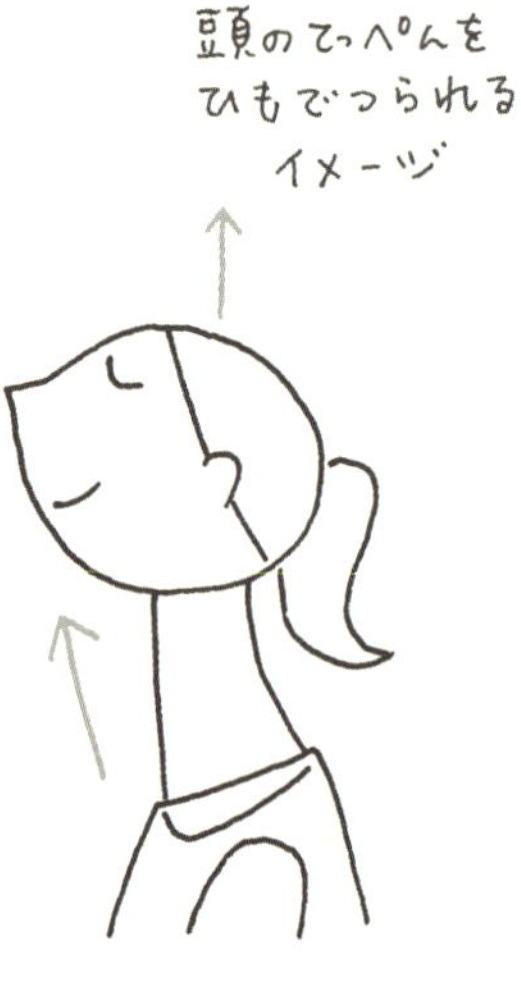

ストレートネックの方は、このストレッチを数回行なったら、次に首の後ろが伸びている感覚を保ったまま、ゆっくりと天井を見上げます。

人によって変形の度合いが違うので、何回で確実に治るとは言えませんが、徐々に自然なカーブを取り戻す助けになります。

ストレートネックの状態で頸椎や筋肉が固まってしまうと、負担に耐えられなくなった頸椎の変型や損傷の原因になり、頸椎ヘルニアにもつながります。つらい症状に陥る前に、柔軟さとカーブを取り戻す必要があります。

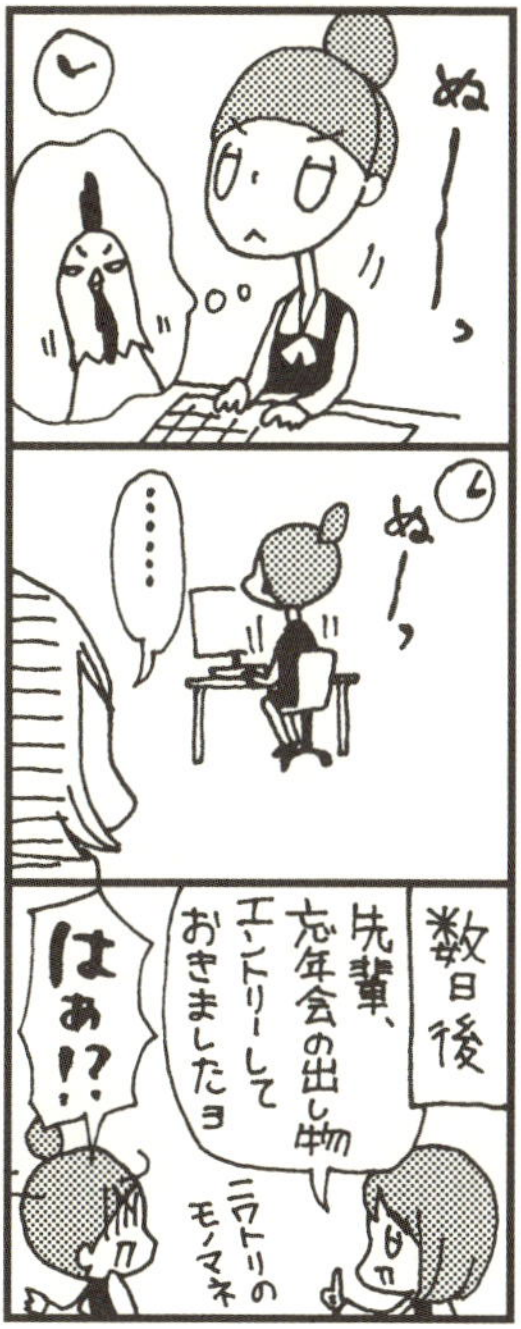
ぬーーー
……
ぬーー
数日後
先輩、忘年会の出し物エントリーしておきましたヨ
ニワトリのモノマネ
はぁ!?

日本人には特に、英国式「肩こり」対処法もおすすめ

頭の位置を高く意識することによって、肩こりを予防することができることがわかりました。さて、ここで一つ、肩こりに関する意識の、お国柄の違いをご紹介しましょう。

実は、世界には、「肩こり」という概念がある国はそう多くはありません。たとえば、英語には、「肩こり」に該当する単語さえないのです。

肩が重い、痛いなどと表現することはできますが、日本のように「肩こり」という症状が一般化していないのです。

一方、日本では、肩がこるということが当たり前のように口にされ、肩こりを直す方法や、肩こりに効くシップや塗り薬などの宣伝が盛んにされていますので、嫌でも情報が飛び込んできます。

それを見聞きする度に、だんだん「肩こりはあって当然のもの、多くの人が

悩んでいる、それが人間として普通の状態だ」と思い込むようになります。

ちょっと肩の血行が悪くなっただけでも、やっぱり自分も肩こりになったと思ってしまう傾向が出てくるのです。

言わば暗示にかかった状態です。

もちろん、ストレートネックのような根本的な原因は、肩こりだけでなく脳の状態も左右しますから改善したほうがよいのです。

でも、肩こりがあることを、まるで病気にでもなったかのように考えて気に病むよりは、「今日もたくさん働いてくれたから、肩も疲れているぞ。今日は肩にいいことをしてあげよう」といった程度に軽く受け止めたほうが、肩こりを改善するためにはいいのです。

肩こりという概念から解放されただけで、肩こりが治ってしまう人さえいます。1章の脳のところで脳は意識しないものは認識しないとお話ししましたね。

逆に「肩こり」に焦点を合わせると、その感覚が強くなります。気にしないほうが、感覚が薄れるのです。

マッサージに行くより骨格を正せ！

肩こりの治療というと、ほぼすべての方が思い浮かべるのがマッサージ。定期的に通っていらっしゃる方も多いでしょう。

マッサージをしてもらった直後は、確かにスッキリした気分になるけれど、しばらくすると、また元の状態に戻ってしまいませんか？　ひどい場合だとマッサージを受けに行った帰り道にはもう、マッサージ前の状態に戻っています。

それも当然です。**マッサージは筋肉の表面をほぐしているだけなので、一時的には血行が促進されてほぐれたと感じますが、根本原因の解消にはなっていません。**マッサージだけで、１週間以上肩が軽い状態を持続させることができたら、奇跡と言えるでしょう。

人に施術してもらう**整体も同じように、その場である程度改善するだけ**だと考えていいでしょう。ほとんどの整体では、マッサージのほかに、肩こりの治療として首を引っぱる「けん引」や、外圧によってズレを治すアジャストを行いますが、週に1回、ほんの数分頸椎をゆるめても、日々何時間も、悪い姿勢を取る習慣があれば、すぐに戻ってしまいます。日常生活の意識を変えない限り、肩こりとさよならはできません。

表面的な治療ではなく、ストレートネックや、ねこ背を治し、根本を改善することが、肩こりを遠ざけることにつながります。

私の患者さんの中にも、毎週マッサージに通っていたけれど、ねこ背を治したら、まったく行かなくてすむようになったという方が大勢います。

◆「もみ返し」にも注意

「こり」がひどい方は、強めのマッサージを好む傾向がありますが、それをやってしまうと、「もみ返し」の心配も出てきます。

もみ返しとは、強い力を加えたため、筋繊維や筋膜が傷ついて痛みが生じることを言います。こりを解消しに行ったのに、炎症を起こしてしまい余計に苦痛を感じてしまうわけです。

こりが深部にまで及んでいると、マッサージするほうも、つい力がこもります。それで毛細血管まで傷ついて内出血したり、腫れて痛みが長引いたりすることがあるのです。自分でマッサージする際も、グイグイ押しすぎて、筋繊維を傷つけないよう気をつけましょう。

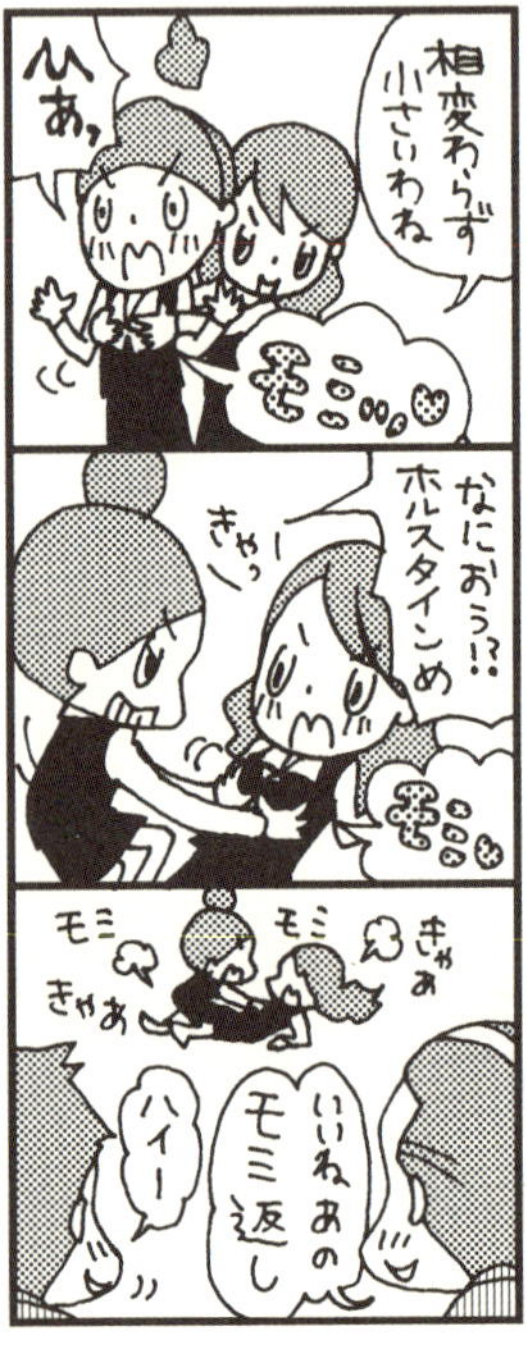
相変わらず小さいわね
ひあっ
なにおう!? ホルスタインめ
きゃっ
きゃあ
モミ
モミ
きゃあ
いいねあのモミ返し
ハイー

骨格を改善すると同時に、「半身浴」を!

肩こりの根本原因である骨格を正しながら、同時にやっていただきたいのが、**肩や首まわりの疲れを日々解消すること**です。

一日の終わりに肩の疲れを解消する一番の方法は、「半身浴」です。硬直した背中や肩の筋肉をほぐし、ハリのあるやわらかな筋肉をつくるのに最適な入浴法です。

38～39度の温度の湯に、心臓から下をつけ、30分以上入りましょう。

このくらいぬるめの湯にゆっくり入ると、副交感神経が優位になってリラックスして筋肉が弛緩します。また、温まった血液が身体の隅々までグルグル巡るため、皮膚表面だけでなく身体の芯から温まります。**マッサージでは実現できない深部の筋肉をもゆるめてくれるのです。**

温度は厳守してください。熱すぎる湯に入ると、血流が抑えられてしまって、肩こりの解消にはふさわしくないのです。なぜ、血流が抑えられるのかというと、体温が40度以上に上がると、身体は生命の危険を感じて体内温度が上がりすぎないよう血管を収縮させて、温まった血液が全身を巡らないようにするからです。芯まで熱が通るのを防ごうとするので、かえって温まらないのです。

ところで、「胸から上をお湯から出す半身浴は、肩を冷やすので、肩こりには逆効果だ」と考える人もいるようですが、そんなことはありません。

いくら皮膚表面がお湯から出ていても、身体の内部を、温まった血液がグルグルと巡れば筋肉も温まり、ほぐれてゆるみます。時間がたてば、顔や首から汗が出てくるのがその証拠。どうしても、肩まわりが寒く感じる場合は、温まるまでの間、タオルをかけるか、全身浴を短時間しながら入ればいいでしょう。

肩こりで硬直した筋肉は、気の流れを悪くし、生命力を弱らせます。

これに対し、半身浴は、**気の流れをよくしてくれる入浴法**です。

気の流れを促せば、内側からのパワーもサポートできるのです。

日常生活で気をつけたいこと……「枕」「パソコン」など

肩こりの原因は、**単純に首と背中の硬直である場合も多くあります。**

ですから、毎日の半身浴以外にも、ちょっとした心がけでずいぶんと解消されるものです。たとえば、全身の血行をよくする歩行運動は、よく効きます。ジムに行く時間がない場合、エスカレーターではなく階段を使う、ランチタイムはちょっと外に出るなどでもいいのです。

オフィスでできる予防対策としては、**パソコンをよく使う方は、モニターの位置を目線の高さまで上げて、前かがみにならないようにすること**も効果的です。

人生の3分の1の時間を費やす「寝ている間」に、肩こり解消に意外に重要な役割を果たすのが枕です。

そして、枕で大切なのが、高さです。

高すぎる枕は首を前傾させるので、寝ている間に首に負担がかかります。ストレートネックの場合は、さらにひどくなります。

また、低すぎて頭が沈んでも首に負担がかかります。

では、首や肩に負担をかけない高さとは、どれくらいなのでしょう?

それは、首を伸ばすストレッチをしたときと同じく、ほんのわずかに頭が前に傾く姿勢を維持できる高さです。

仰向けになって枕に頭をのせ、上を見たときに、目の真上ではなく、おへそのあたりの天井が目に入るくらいの高さがいいでしょう。

こうして、首への細かな負担を取り除いていけば、いつのまにか、肩こりが消えて元気ハツラツになっていることに気づく日も近いはずです。

コラム

頑張ったあなたにプレゼント！
肩ふんわり♪「ねこかきクロール」

長時間パソコンを使ったり作業をしたりして、同じ体勢を取り続けたときにぜひ行なってほしいのが、「ねこかきクロール」です。

肩まわりや脳の血流がよくなりますので、脳が冴えて、気分も軽く切り替わります。仕事や作業が何倍もスピードアップするでしょう。

さらには、顔の血行もよくなり、バラ色に輝く美女フェイスになります。

①腕だけを動かすのではなく、肩甲骨から動かすことを意識して、水泳のクロールをするように腕を前に、1分間回します。ひじは曲がってもOKです。

肩甲骨を上手に動かすには、肩甲骨は〝背中にへばりついている骨〟ではなく、**〝肩と鎖骨にぶら下がるようについている動く骨〟だと知ること**です。

〝動く〟と思いながら、肩甲骨まわりの筋肉が引っぱられるくらい思いっきり手を回します。横から回したり斜めに回したり、いろいろ試して気持ちいいと感じる方向を長めにやってみてください。

②今度は後ろ回しで1分間。
背泳ぎをするときのように
肩甲骨が動くように、大きく
回します。

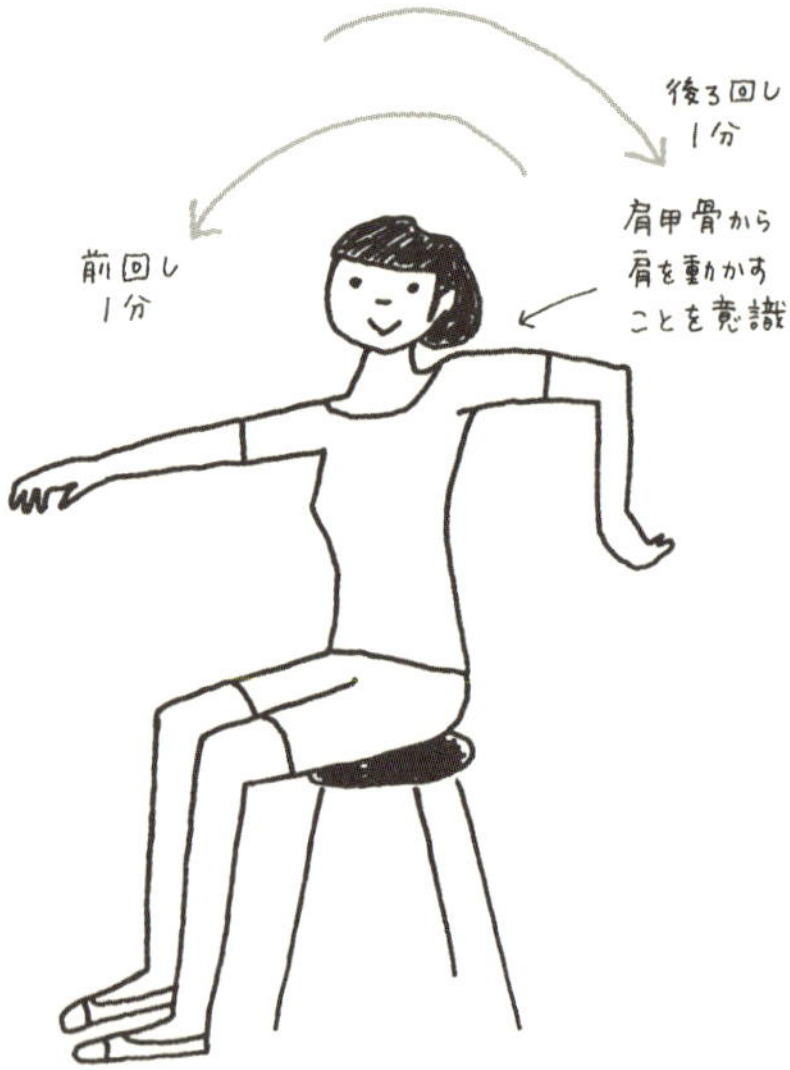
後ろ回し
1分
肩甲骨から
肩を動かす
ことを意識
前回し
1分

6章

知るだけで、9割の腰痛が自然に治る！

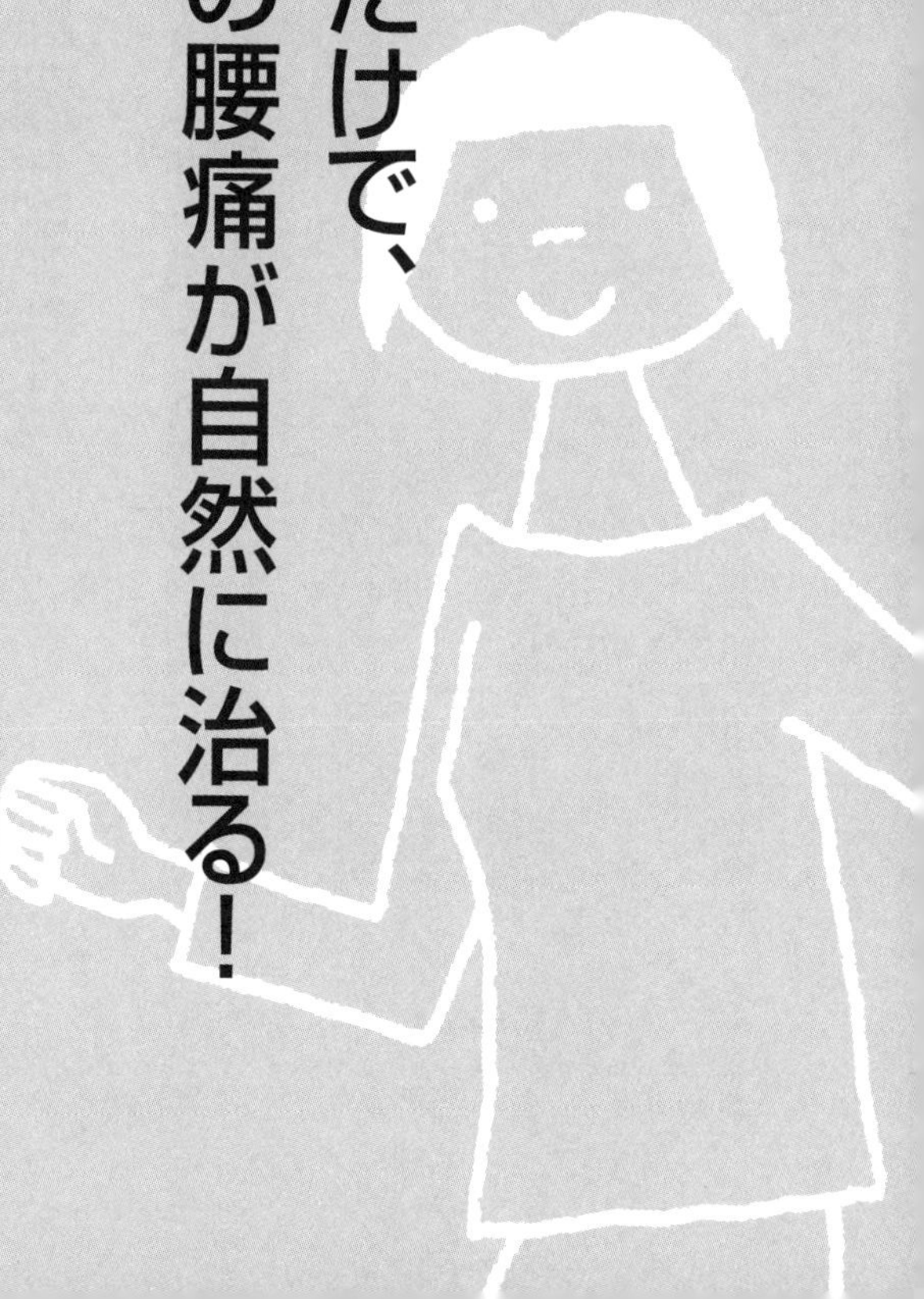

なぜ腰痛は治りにくいのか？本当の原因と予防法

腰という漢字は、身体を表わす「肉づき」と「要《かなめ》」という字から成り立っています。身体の中でも特に重要な部位である腰に痛みを感じると、日常生活に大変な不便をきたします。

それなのに残念ながら、治療院に来られる方の多くは腰につらさを感じています。そして、病院や治療院をあちこち回っても治癒することなく、何度も繰り返していると訴える方がほとんどです。〝腰痛は一度なってしまうと治りにくい〟、多くの人がこうしたイメージを持っています。

腰痛とは、そもそもどういう状態のことを指すのでしょう？

それは、腰にかかる負担やストレスに耐えられなくなった筋肉が、過剰に緊張または損傷して痛みを感じること。

そして、その緊張した筋肉に引っぱられて、関節や椎間板が、変型または損傷して痛みを感じることを言います。

多くの人は、運動不足や年齢を重ねたことが原因で、腰まわりの筋肉が弱って、痛みが発生すると考えています。ですが、もし、筋肉の衰えが原因であれば、老化で筋肉が弱るのは全身同じなはずです。それなのになぜ腰だけ痛くなるのでしょう？　おかしいですね。

人間が2本足で歩くようになったから腰痛は避けられないという人もいます。確かに4本で支えるよりは2本のほうが腰にとっては重労働です。でも、2本足で歩く人全員が腰痛になるわけではありません。そう考えると、この理論もおかしいですよね？

私が多くの患者さんを診てきて確信した**腰痛の共通事項は、「自分で、腰に、筋肉の限界を上回る負担をかけていること」**です。それが、腰の痛みを発生させるのです。これをまず、頭に入れておいてください。

自分でつくり出したものですから、ある程度までなら、自分で解決することができます。

椎間板ヘルニアの治療で、腰まわりの筋肉を鍛えることをすすめる医師も多くいます。確かに腰の筋肉を鍛えることは、予防という意味ではプラスです。

ただし、痛みが出るかどうかは、腰まわりの筋肉の耐性と負担のバランスで決まります。いくら筋肉を鍛えても、自分でまたその筋肉の耐性を上回る負荷をかけてしまえば、痛みがぶり返すでしょう。

自分が腰にかけているストレスがなにかを知り、それを取り除くこと。

それが腰の痛みをなくし、腰痛の再発を予防する最善の方法なのです。

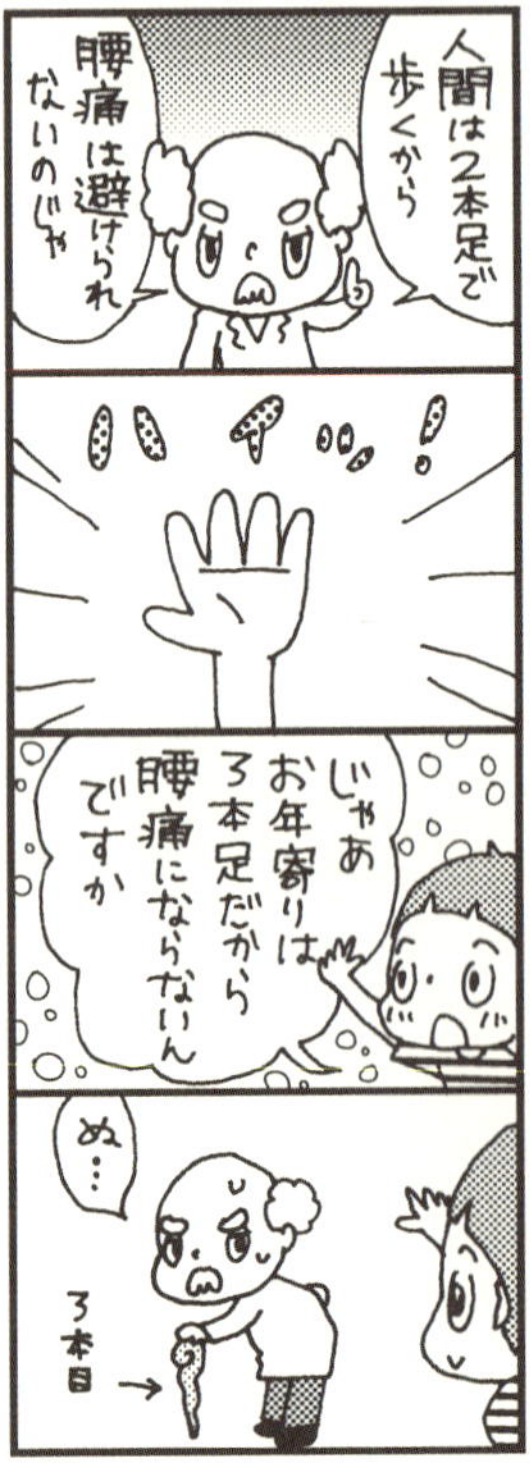
人間は2本足で歩くから
腰痛は避けられないのじゃ
じゃあお年寄りは3本足だから腰痛にならないんですか
ぬ…
3本目

ぎっくり腰は、ゴムがパチンと切れた状態

腰の筋肉に、過重な負荷をかける主な原因としては、

①パソコン作業や車の運転など、同じ姿勢を取り続ける
②重い荷物を運んだり、無理な体勢での作業
③ねこ背などの姿勢の悪さ
④寝不足による疲れや、冷えによる筋肉の硬直

などがあります。

こうした状態が続くと、慢性的に腰の痛みを感じる人も出てきますし、腰痛を自覚しない人でも、ドンドン腰の筋肉が固まってきます。

さんざん負担をかけ続けてきたせいで耐久性の弱ってきたゴム（筋肉）に、とどめの一発（重いものを持ち上げるなど）が加わって、パチンと切れた――この状態がぎっくり腰です。

時には、くしゃみをしたり掃除機をかけたりなど、本当になにげない動きでぎっくり腰になってしまう人がいます。これは、それまでに積み重ねてきた負担が限界ギリギリになっていたことを表しています。

ぎっくり腰になってしまったら、とにかく安静にすること。横になる姿勢が腰に一番負担をかけません。

ぎっくり腰は、炎症を起こしている状態ですから、ある程度痛みが引くまでは、休むことが一番です。落ち着いてきたら、半身浴をして筋肉をほぐすことを心がけてください。

そして、自分のどういった生活が、腰にストレスを与えていたのか振り返ってみましょう。

思い当たる原因がもし、ねこ背であれば本書の2章を読んでねこ背を解消すればいいですし、同じ姿勢を続けることが多いのが原因であれば、1時間に1回はストレッチをするなど、負担をかける原因を一つひとつ取り除いてみてください。

腹筋トレーニングで腰痛に?

ちょっと珍しいケースですが、腹筋ばかりしていて腰痛の原因になった方のお話をしましょう。もしも、あなたも、このようなトレーニングをしていたら、それが腰痛の原因になっているかもしれません。原因を見つけるヒントになれば……と思いましたので、紹介いたします。

男性も女性も、年齢を重ねると気になってくるのが、お腹のでっぱりです。薄着の季節になると、下腹の贅肉《ぜいにく》を取ろうとして、全体のバランスを考えずに、腹筋運動ばかりを、せっせと50回も100回も行なう人が目立ちます。

腰痛を気にして治療院に来られた男性も、自宅で毎晩、腹筋を100回されていました。その方は、もともとねこ背気味で、腰に負担がかかりがちな姿勢だったのです。そこへさらにお腹の筋肉だけを鍛えてしまったため、強くなった腹筋に背筋が引っぱられ、背中がもっともっと丸まってしまっていました。

それが腰に負担をかけて、腰痛の原因になっていたのです。

また別のケースでは、内ももにある内転筋が弱っていて体重が足で支えきれず、腰に負担がかかって腰痛になっていた男性もおられました。

このように、**筋肉のバランスが崩れること**が原因で、腰に負荷がかかり、腰痛を引き起こすこともあります。

正しい知識のないまま筋トレをするくらいなら、大腰筋を使ってウォーキングしましょう。そのほうがよほど安全で、ダイエット効果も高いのです。

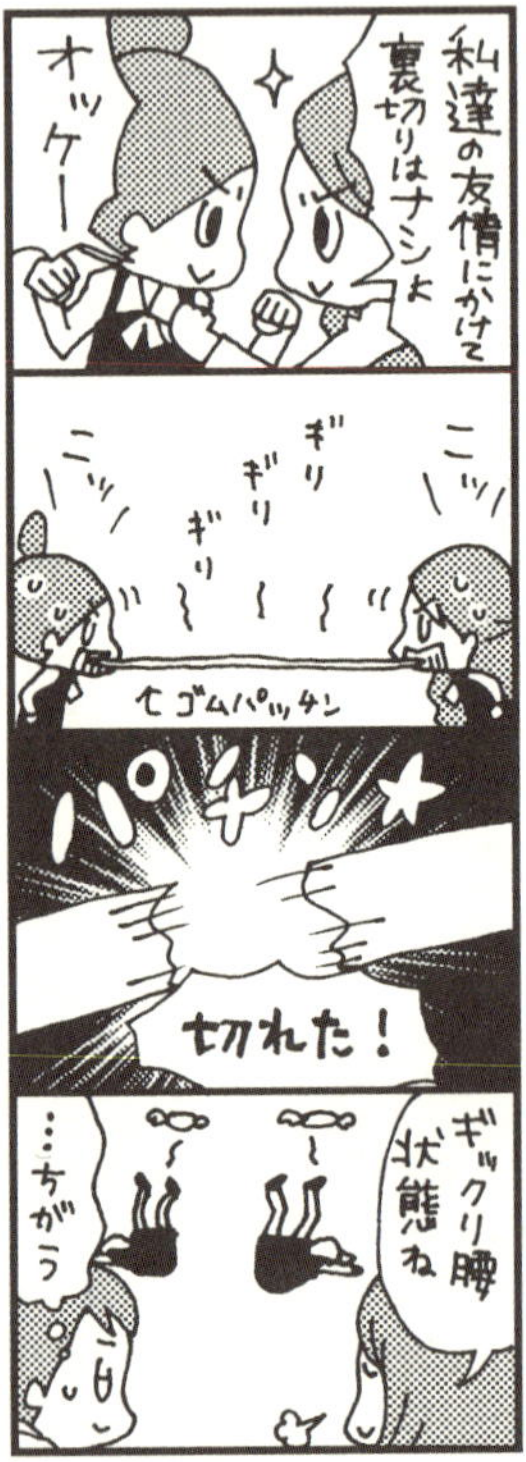
私達の友情にかけて裏切りはナシよ
オッケー
ニッ
ニッ
ギリ
ギリ
ギリ
←ゴムパッチン
パチン☆
切れた!
ギックリ腰状態ね
…ちがう

骨盤はゆがんでいても問題ない。「ここ」をほぐすほうが効果的

最近、〝骨盤のゆがみ〟が問題にされて、「骨盤矯正グッズ」などが飛ぶように売れていると聞きます。

治療院に来られる患者さんの中でも、バンドやクッションなど、いろいろ試したという方が大勢いらっしゃいます。

こうした流行のせいか、最近は腰痛の原因を、骨盤のゆがみだと考える人もいます。

でも実際のところ、少しくらい骨盤がゆがんでいても健康や腰痛にはあまり影響しないのです。

なぜなら、**骨盤は動くもの**だから。

骨盤が少しでもゆがむと身体に負担をかける、というイメージを持たれている方が多いのですが、ちょっとしたゆがみなどは、動いているうちに治ってし

まうものなのです。

ところで、骨盤を整えるのに活躍するのが、大腰筋です。大腰筋は、立っているときに骨盤を正しい位置にキープする筋肉でもあるので、この筋肉が硬直してしまうと、骨盤が固まり、スムーズに動けなくなってしまいます。大腰筋を使って歩くことは、柔軟に動くよい骨盤の状態をキープすることにもつながるのです。

多少のゆがみは歩いているうちに治ってしまう。

つまり、問題は、ゆがみではなく、骨盤まわりの筋肉の硬直のほうなのです。

たとえば、Aさんは、骨盤まわりの筋肉の硬直の度合いが、右10、左3だったとしましょう。これだと左右の硬直度合いが異なってバランスを失っているため、片方に筋肉が引っ張られ、骨盤にゆがみが生じます。

また、Bさんには、腰まわりの筋肉の左右両方に強い硬直があって、その硬直度が、たとえば右10、左10だったとしましょう。この場合、硬直度合いが左右同じですので、骨盤はゆがみません。

ここで、「骨盤のゆがみ」だけに着目すれば、Bさんは問題ないように思えます。しかし、硬直度が10であるBさんのほうが、身体にとっては、より状態が悪いのです。

筋肉が硬直すれば、身体に悪い影響しか及ぼしません。たとえ骨盤がゆがんでいなくても、固まった筋肉に支えられている骨盤は、冷え切って全身に大きなダメージを与えます。

繰り返しますが、骨盤のゆがみよりは、骨盤まわりの筋肉が硬直することのほうが身体にとっては問題なのです。

大腰筋をはじめとする、骨盤まわりの筋肉がこわばってしまうと、血流が悪くなり、老廃物などもたまりがちになります。当然、内臓や性器の働きも悪くなってしまいます。

筋肉が硬直して冷えているときに、座りっぱなしや立ちっぱなしの姿勢を続けると、腰が耐えられなくなることが多いもの。

ちょっとしたゆがみを気にするよりも、大腰筋を使ってよく歩くことで筋肉を使い、こわばりをほぐすことのほうが、腰痛には効果的なのです。

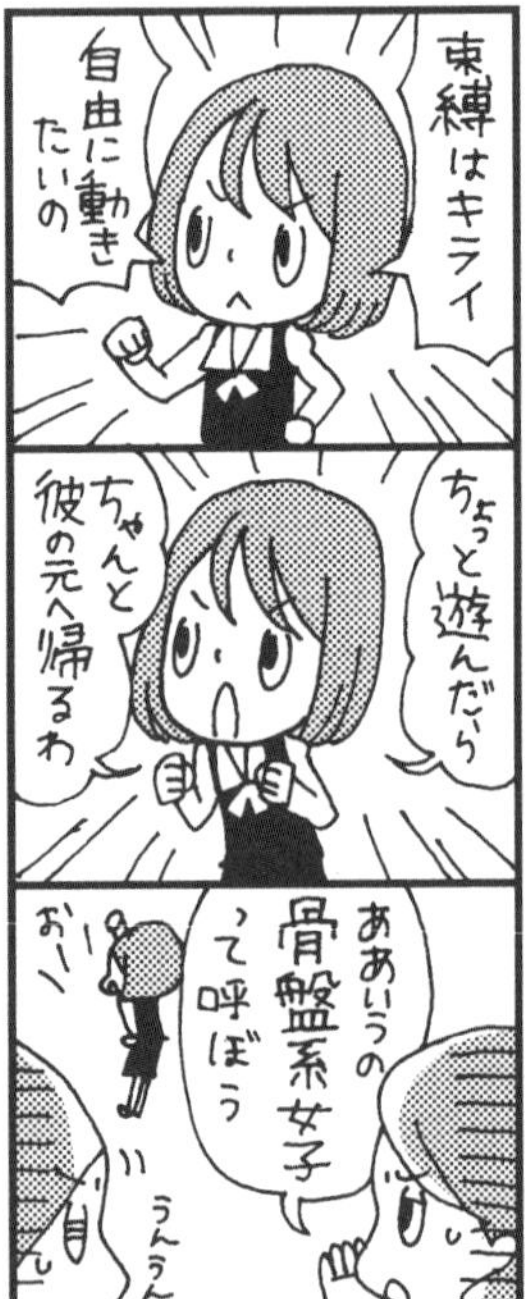
束縛はキライ
自由に動きたいの
ちょっと遊んだら
ちゃんと彼の元へ帰るわ
ああいうの骨盤系女子って呼ぼう
うんうん

関節、椎間板を傷つけてしまった場合の対処法

「さまざまな要因で、腰の筋肉に過剰な負担をかける」、それが腰痛の原因です。

でも、腰の筋肉に違和感を覚えても、「忙しい、よくあること」とほおっておく人もいます。腰痛を放置すると、影響は関節や椎間板にまで及びます。

代表的なものが、背骨と背骨の間のクッションである椎間板が変型することで背骨の間から押し出され、神経に触れて激しい痛みを引き起こす、**椎間板ヘルニア**です。

年齢を重ねると、骨や関節自体が老朽化してくることもあり、本来なら腰への負荷をドンドン減らしていかなければならないところです。

それなのに、「たいしたことない」「まだ若いから大丈夫」などと、無理を重

ね続けると、椎間板に亀裂が生じ、中身が飛び出してしまうのです。
また、テニスのサーブで大きく背中をそらしたり、無理なポーズでダンスをしたりして衝撃を与えると、耐久性が弱ってきている関節が、衝撃で損傷する場合もあります。スポーツ選手に関節が原因の腰痛がよく発生するのもこのためです。

関節、そして椎間板の損傷や変型にまで及んで痛みを感じる場合は、まず痛みを抑えること。このときは医師に相談し、一時的に、消炎剤を使うのもいいでしょう。あくまでも一時的にですよ。

あまりにつらくて、日常生活に支障をきたす場合は、コルセットを使って関節や骨にかかる重さを減らすのも一案です。

ただし、コルセットは長期間にわたって使用すると筋肉が弱ってしまうため、さらに負荷に弱い、腰痛になりやすい身体になってしまいます。

一度変型してしまった椎間板や関節は、完全に元には戻りません。

ですから、〝悪化させる要因を取り除き、腰をサポートする筋肉を鍛えること〟それが、痛みが落ち着いたあとにするべき根本的な対策です。

そのほかには、冷えを取り、「植物性中心の食生活」をすることです。

なぜ植物性なのかというと、動物性の食品は、植物性のものに比べて毒が強く、毒出しのための身体への負担が大きいからです。より多くの毒出しが必要となり、その毒出しによって筋肉が硬直してしまい、身体の耐久性が落ちます。

腰を支える筋肉を鍛えるというと、背筋運動をすすめる方もおられますが、腰は主にインナーマッスルでサポートされています。

腰まわりのインナーマッスルを鍛えるベストな方法、実は、それが4章でご紹介した、大腰筋を使ったウォーキングなのです。

◆これで一生腰痛にならない！腰のインナーマッスルを鍛えるベストな方法

4章でお話しした歩き方なら、大腰筋を鍛えることができます。

でも、足のつけ根が、みぞおちから始まっていることを知らずに、またの下だけでちょこちょこ歩いていると大腰筋は使われません。そうすると、腰を支えるのに大きな役割を果たす大腰筋が弱り、腰痛を引き起こしやすくなります。

また、身体を冷やすと腰周辺の筋肉がこわばり、腰痛の一因となります。

スポーツ選手で、ウォーミングアップをしないでいきなり動き出す人はいないでしょう。身体が冷えたまま全力投球したら、こわばっている筋繊維が損傷し、即故障するはずです。冷えているのに動くことは、筋肉にとってはかなりの負担なのです。

ですから半身浴は、腰の痛みにも効果を発揮します。温めることで筋肉をほぐし、自然治癒力を高め、気の巡りをよくします。

特に不調を感じていなくても、普段から積極的にすることをおすすめします。

◆こんな場合は、すぐに病院へ

稀に内臓や精神的状態から腰の痛みが起こることがあります。腰に負担をかけるような生活習慣やクセなどが思い当たらず、腰痛が発生する場合、考えられる要因として以下のようなものが挙げられます。思い当たる場合は、早めに病院に行かれたほうがいいでしょう。

①尿管結石《けっせき》　両わき腹にある腎臓と、下腹部にある膀胱《ぼうこう》をつなぐのが尿管。ここに結石ができた場合、腰に場所が近いため腰痛と勘違いする場合があります。

②腎臓病　細菌が尿道から入りこんで腎盂炎《じんうえん》になると、腎臓がはれ上がるため腰周辺が痛むことがあります。

③子宮の病気　子宮筋腫や子宮内膜症になると、腫瘍やあるべきでない場所にできた粘膜が神経を圧迫し、腰のあたりに痛みを感じることがあります。

④胆石《たんせき》　肝臓でつくられる胆汁《たんじゅう》が、なんらかの原因で固まってしまったものを胆石といいます。これが胆のうや胆管につまると腰痛のような痛みを発生させることがあります。

今すぐチェック！
大腰筋おとろえ度診断

大腰筋は身体の奥のほうにあるため、外からは見ることも触ることもできませんが、おとろえているかどうかを自分でチェックする方法があります。

次のページのイラストのように**椅子に座って正しい姿勢になり、ひざを曲げたまま、片方の足を椅子から10センチ程度、ゆっくり持ち上げてみましょう。**

この動作で主に使われる筋肉が大腰筋です。背筋がまっすぐ伸びた姿勢のまま、問題なくひざを上げることができれば、あなたの大腰筋は大丈夫です。

ただし、背中を丸めずにひざを持ち上げることができても、大腰筋が弱っている人は、太ももの前など、ほかの筋肉を使って足を上げている場合があります。

自分で太ももの筋肉を触ってみて、固くなっていなければ、大腰筋だけでひ

ざを上げることができていると考えていいでしょう。

大腰筋が衰えていると感じた人は、4章を参考に、足のつけ根を意識しながらウォーキングしてください。「ナンバ歩き」（127ページ参照）をするのも効果的です。

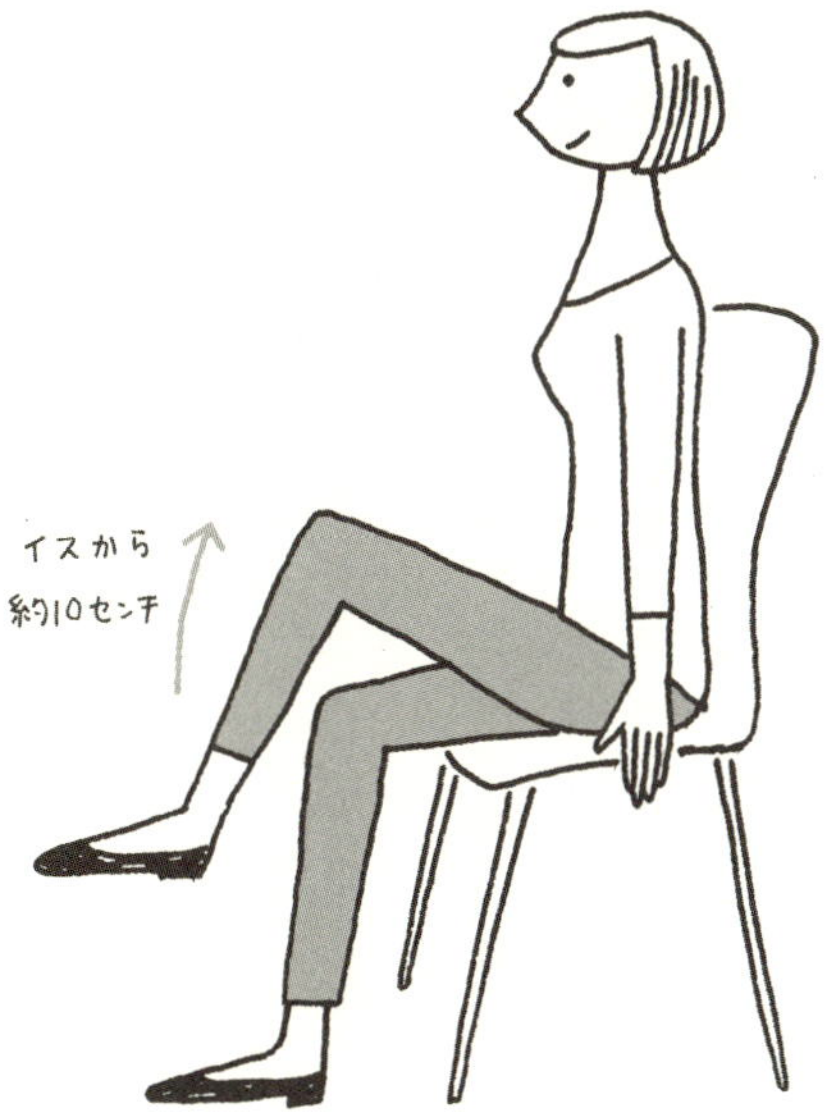

おわりに
「これ」があなたの身体を変える！

私は幼いころから、とにかく考えるのが好きな子どもでした。

物事の本質をとらえることができると、自分の世界がガラッと様変わりします。そしてその新しい土台で周囲を見渡すと、またそれまで知らなかった新しい発見があります。その発見が自分の新しい土台になり、そこからまた周囲を見渡して……という作業の繰り返しが、楽しくて仕方なかったのです。

こんなこととの繰り返しが、やがてこうして本まで出版させて頂く原点になっているのだと思います。

幼いころには「生意気」と言われたこともあったこの性質が、独自の「一義流」の治療法を生み出す元になりました。

今では、こうして毎日多くの方々が治療院にいらしてくださり、「ありがとう」と喜ばれ、「何十年も悩み続けていた症状が治った」と感謝されるようになったのですから、人生とは不思議なものです。

私の掲げる「一義流」というのは、どういう流派なのですか？　とよくたずねられますが、一義流は、気功のスタイルではありません。

義とは、「いいこと」という意味です。

心と身体に「いいこと」を行ないたい、そして、一つ「いいこと」をすると、そこからどんどん「いいこと」が流れて広がっていく、その起点であり続けたい、という私の姿勢を表しているのです。

また、いろいろな情報に惑わされて真実を知ることから遠ざかっている人を一人でも減らしていきたい、という願いがこめられています。

私たち人間の「身体」と「心」は、常にベストな状態を保ち、私たちを幸せにしようとしています。

それは、私たちの身体に自然治癒力が備わっていることからもわかりますし、落ち込むことがあっても、一晩ぐっすり眠れば、また気持ちを新たに元気に頑張ろうと、気力が回復していることからも明らかです。

そんな、けなげな「心」と「身体」の真実をきちんと知ること、そして、**「間違った常識」に惑わされて、私たちが持つ本来の回復力を邪魔しないこと**が大切です。

ただひたすら、自分の「身体」と「心」の持てる力を信じて、本来の働きをサポートしてあげるだけ。

それが、いつまでも元気でハツラツと美しくいるための一番の方法です。

健康というのは、「努力の量」や、「かけたお金」に比例して手に入るものではありません。

「シンプルな真実」こそが、一瞬にして、あなたの心と身体をさらに健全なものに変えてくれるのです。

「知る」だけで、現実が大きく変化することを、この本を読んで実感してください。そして私の治療院にいらっしゃる患者さんたちのように、不調から解放され、健康で充実した人生を送っていただきたいのです。

幸いにも、こうして出版する機会を得て、皆さまにそのことをお伝えできるのを、心から嬉しく思っています。

リバウンドすることのない、心と身体の健康を、より多くの人が手に入れて、幸福で前向きな人生を歩んでいかれることを願って。

小池義孝

本書は、本文庫のために書き下ろされたものです。

ねこ背《ぜ》が治《なお》って心《こころ》も体《からだ》も強《つよ》くなる!

著者　小池義孝（こいけ・よしたか）

発行者　押鐘太陽

発行所　株式会社三笠書房

〒102-0072 東京都千代田区飯田橋3-3-1

電話　03-5226-5734（営業部）03-5226-5731（編集部）

http://www.mikasashobo.co.jp

印刷　誠宏印刷

製本　宮田製本

ISBN978-4-8379-6649-4 C0130

王様文庫